超高[illegible]の日本を支える

地[illegible]型

多職[illegible]歯科診療所

岡本佳明
OKAMOTO YOSHIAKI

幻冬舎MC

はじめに

平均寿命が延び人生100年時代といわれるようになるなかで、歯科医院に求められる役割が変化してきています。

かつては単に歯の治療だけが求められていた時代もありました。しかし、高齢者が増加し健康寿命の延伸が重要視されている現代では、口腔《こうくう》機能を維持し生涯自分の歯で食べられるようサポートすること、そして全身疾患や障がいをもつ高齢者へ適切な歯科治療を提供することへと、歯科医院の役割が広がっているのです。

例えば全身麻酔などを用いた歯科治療を行う場合、全身疾患や障がいをもつ高齢者に対しては持病や全身の状態を診て治療の可否を判断することが求められます。しかしこのような治療を実施できる歯科医院（歯科麻酔管理料届出歯科医療機関）は、2022年1月末時点で全国に147軒しかありません。これはほんの一例ですが、口腔機能だけでなく疾患や全身の状態をトータルで考慮する必要がある患者の受け皿が、現状はまったく足りていないのです。

そこで今、こうした問題を解決するために日本歯科医師会を中心として、各医療機関の連携（医科歯科連携、病院―診療所間の病診連携、診療所同士の診診連携、多職種連携）により機能を相互補完しようという取り組みや、専門性が高くなる歯科医療ニーズに対応できる専門医の育成を進めるため専門医機構が設立されています。そうしたなかで期待されているのが、地域の歯科医院と病院歯科や大学病院歯科をつなぐ役割を担う「地域支援型多機能歯科診療所（医療機関）」です。

地域支援型多機能歯科診療所とは、歯科専門医による専門的な歯科診療や訪問歯科診療、全身麻酔や全身管理が必要な患者の歯科診療などを行う医療機関です。地域の歯科医院では対応できない全身麻酔下による集中歯科治療などを、大学病院や総合病院などの大きな医療機関に代わって行う役割を担っています。

地域支援型多機能歯科診療所には、複数の歯科医師や看護師、管理栄養士、歯科衛生士などが勤務して多職種で連携しながら診療することが想定されています。そのため、一般歯科にとどまらない専門性の高い治療も行うことができ、またマンパワーがないと難しい訪問歯科にも取り組むことが可能なのです。

私は広島県安芸郡で1999年の開業以来約四半世紀の間、地域住民の口の健康を守ってきました。常に患者の立場を考え、限られた資源と時間のなかで最高の医療サービスを提供することを心がけてきた結果、2011年に医療法人化し、今では約130人のスタッフを擁する歯科診療所となり、一般歯科のほか訪問歯科診療、口腔外科、障がい者歯科、全身麻酔・鎮静など幅広いニーズに対応しています。

またスタッフも学会専門医や認定医、指導医である歯科医師、歯科衛生士、歯科技工士はもちろんのこと看護師や管理栄養士、保育士など多職種で連携することで、多様なニーズに応えられる体制を完備しています。こうした取り組みが注目されて、日本歯科医学会が提唱する地域支援型多機能歯科診療所のモデルケースに選定されました。

本書では、今後歯科医療のあり方が大きく変化するなかで、地域支援型多機能歯科診療所の意義と果たすべき役割について解説するとともに、具体的にどのような取り組みが行われているのかをまとめています。地域支援型多機能歯科診療所について多くの人が理解を深めることで、今後ますます重要性が増す歯科医療の未来について考える一助となれば、著者としてこれ以上うれしいことはありません。

超高齢社会の日本を支える　地域支援型多機能歯科診療所　目次

［第4章］

［第5章］　２０４０年問題を乗り越えるために――
歯科医院同士が連携し合い、超高齢社会の日本を支える

［第1章］

平均寿命の延伸により全身疾患や障がいをもつ高齢者への対応が求められる歯科業界多様化する歯科医院の役割

平均寿命の延伸により様変わりする歯科医院の役割

令和の時代になった今、歯科医院に求められる役割は昭和や平成の時代とは様変わりしています。かつては虫歯や歯周病など急性期の治療が中心でしたが、平均寿命の延伸により歯そのものを治すことだけでなく、咀嚼《そしゃく》や嚥下《えんげ》など口腔機能の維持や改善などが求められるようになってきたのです。

世界保健機関（ＷＨＯ）が発表した「世界保健統計２０２３年版」によると、日本人の平均寿命は男性が81・5歳、女性は86・9歳でした。一方、健康寿命は男性72・6歳、女性75・5歳で、平均寿命と健康寿命には、男性8・9年、女性11・4年の差があります。つまり日本人の多くは終末期の約10年間は健康に問題を抱え、医療機関に依存して命をつないでいるといえます。そのためこの状況を変え、健康寿命をいかに延ばすかが国としての大きな課題となっているのです。そのなかで歯科医師の役割はこれまで以上に重要視されています。

私たちの生命活動は、食べることによって支えられています。しかし、高齢になると虫歯や歯周病の進行によって歯の数が減ったりし、口腔機能が衰えたりしてしまいます。すると噛《か》むことや飲み込むことが難しくなってしまい、十分に食事が取れなくなります。そうなると栄養が不足し、全身の衰えにつながってしまいます。

人生100年時代といわれる今、生きるうえで必要な口腔機能を維持できるかどうかが、健康寿命を延ばすことに直結するのです。

また、高齢の患者には持病や障がいのある人も多くなります。若い世代の患者であれば基本的には口の中の病変だけを見ていればよいのですが、持病や障がいをもつ高齢の患者に対しては、口の中だけではなく歯科治療によるほかの病気への影響も勘案し、脈拍や心拍数、血糖値など全身の状態を診ていくことが求められます。さらに、持病や障がいの程度によっては病院や歯科医院に通院できない患者もいます。そういった患者に対しては訪問歯科診療などで、適切な歯科医療を提供しなくてはなりません。

このように、口腔機能の維持および改善と全身をトータルで診ることが、高齢化が進む日本において今、歯科医院に求められているのです。

口腔機能の低下が寝たきりや認知症、命の危機を引き起こす

加齢により口の機能が衰えた状態を「オーラルフレイル」といいます。オーラルフレイルは、舌や顎《あご》など口のまわりの筋肉が衰えることによって起こり、高齢者の歯科診療では、オーラルフレイルの予防が重要です。フレイルは健康な状態と要介護状態の中間を指す言葉で、加齢によって心身が衰えた段階でも適切に介入すればまだ要介護に至らずに健康を取り戻すことができるとされています。口は会話などのコミュニケーションに関する役割から、食事によって栄養を摂取する役割までさまざまに重要な役割をもっています。高齢になって口の機能が低下すると、日常生活に大きな影響を及ぼします。

虫歯や歯周病を放置して歯が抜ければ、食べやすい柔らかいものばかり選んで食べるようになります。こうした食生活を続けると噛む筋力が衰えて、どんどん柔らかいものしか食べられなくなります。そうして噛みやすいものや食べやすいものばかりを選んでいると肉や魚、野菜、果物よりもパンや麺類、ご飯・おかゆなどの炭水化物になりがちです。炭水化物に偏った食事を続けていると、健康を維持するのに必要なビタミン・ミネラル・タ

ンパク質などの栄養素を摂取することができず、身体機能が低下します。それだけでなく食事の量や回数が減ると消費エネルギーも減少し、さらに食欲低下に傾いてやがて低栄養や体重減少に陥り、最悪の場合、寝たきりになってしまいます。

また、口腔機能が低下して口の周りの筋力が低下すると、表情なども乏しくなってコミュニケーション能力の低下につながります。人間関係の維持が難しくなったり外食や外出をしなくなったりなど、社会とのつながりが希薄化し認知機能の低下などを招きやすくなるとも指摘されているのです。

食べ物や飲み物を飲み込む力が弱まることで起こるのは、栄養不足やＱＯＬ（クオリティ・オブ・ライフ：生活の質）の低下だけではありません。死に直結する窒息のリスクも高まります。窒息事故が起きてしまう原因は、「歯の機能が衰え、噛む力も弱くなる」「唾液の量が少なくなる」「飲み込む力が弱くなる」「咳《せき》などで押し返す力が弱くなる」ことであると、消費者庁も注意を呼びかけています。これらはまさしく、口腔機能低下が進んでいった結果として起きた機能低下といえます。

若い人ならば、唾液や飲み物、食べ物が誤って気管に入ってしまった（誤嚥）場合、反

【図表1】 オーラルフレイルの危険性

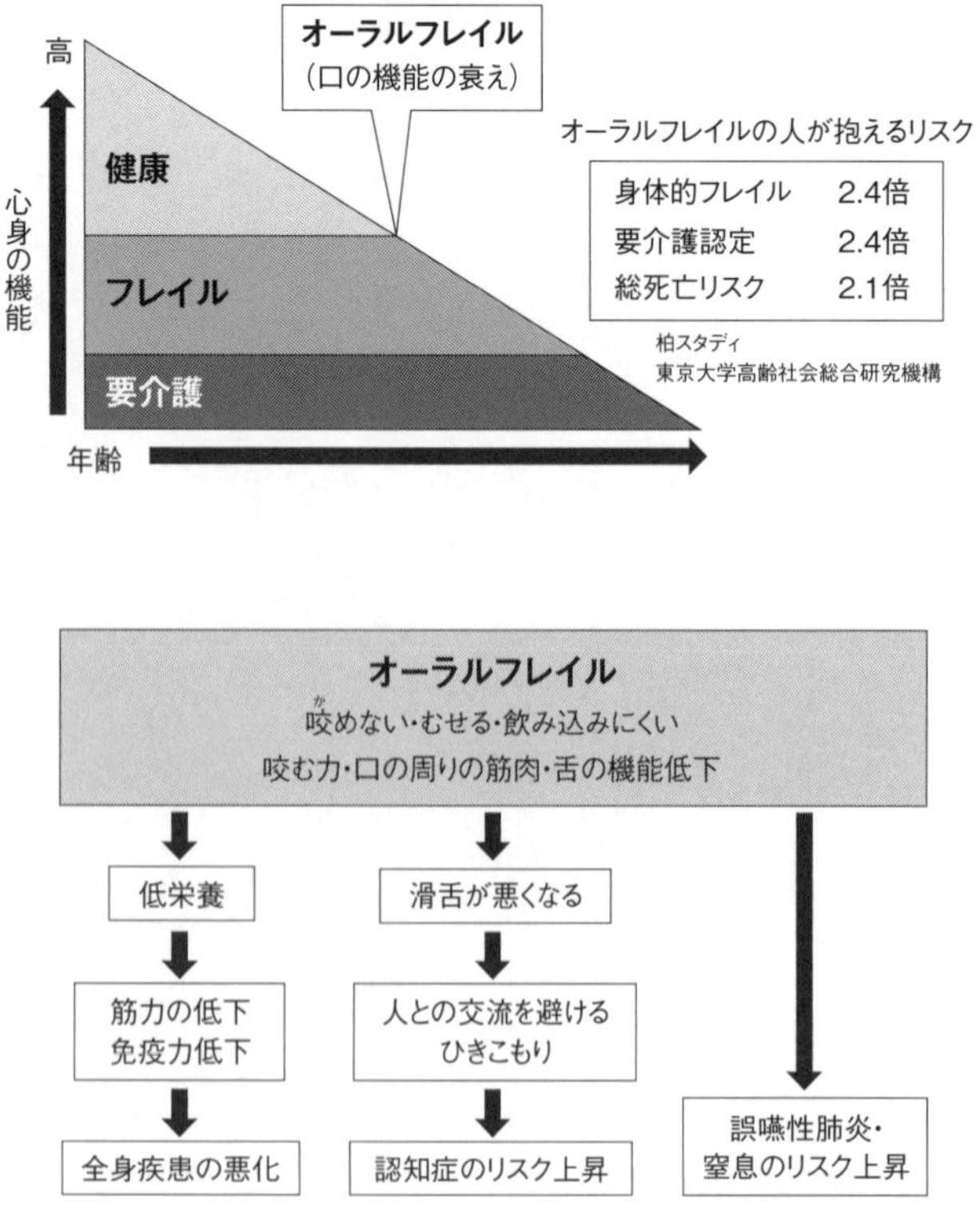

出典：公益社団法人鹿児島県歯科医師会「健口で伸ばそう健康寿命　オーラルフレイルってご存知ですか?」を基に作成

射的にゴホゴホとむせて（咳反射）入ったものを出します。ところが高齢者は口腔機能が低下すると、誤嚥しやすくなるだけでなく、さまざまな原因で反射も起こりにくくなりむせることがなくなります。その結果、誤って気管に入ってしまった唾液や食べ物、飲み物がそのまま気管にとどまってしまい、それが原因で誤嚥性肺炎を起こしてしまうのです。肺炎は毎年死亡原因の上位に入っていて、2020年には全年齢でも5位であり、70～84歳の高齢者ではがんや心疾患、脳血管疾患に次ぐ死亡原因4位になっています（国立社会保障・人口問題研究所『人口統計資料集』2022年版）。このように高齢者にとって、死に直結する肺炎はまさに口から始まるのです。

複数の持病のある患者への歯科診療

高齢になると複数の持病のある人が多くなります。身体になんらかの病気を抱えている患者に関しては、特別な配慮が必要になります。例えば血圧が高い患者やペースメーカーなどの医療機器を装着している患者、血液をサラサラにする薬を飲んでいる患者など、身体の状態に応じた配慮が必要なケースは少なくありません。

もちろん、薬を飲んでいたり医療機器などを装着していたりしても、多くの場合は通常どおりの歯科診療が可能ですが、歯科診療は、麻酔をしたり、歯のみならず骨を削ったりするなど、全身状態へ影響を与える外科的な処置が多いといった特徴があります。だからこそ持病のある患者に対しては特別な配慮が必要となります。

多くの持病を抱える患者の歯科診療をどのようにするかというのは、非常に重要なテーマですが、すべての歯科医師が十分に準備をできているかといえば必ずしもそうとはいえません。合併症のある患者を安全に治療するには、さまざまな臓器や全身状態についての知識がそれなりに必要になります。つまり、これからの時代は歯科医師であっても全身にわたる状態の管理ができるように、身体全体の医学的な知識が求められるようになるともいえます。しかし、少なくともこれまで行われてきた歯学部の教育では、複数の持病を抱える患者に対する全身管理を学ぶ機会は多くはありませんでした。

加えて注目すべきは、近年は入院期間が短くなっていることです。昔であれば病院で長期入院していたような人が短期間で退院し、一見すると普通の人と変わらない様子で生活しています。ですから歯科医師側が気をつけて問診をしていかなければ、持病があることに気づかないで治療を進めてしまうというリスクも考えられるのです。これまでは、持病をもつ患者や障がいがあって治療が困難な患者などは、大学病院などで治療するしかありませんでした。ところが高齢者の増加に伴い持病を抱える患者が急増していて、大学病院だけでの受け入れだけでなく、地域の歯科医院にもそういった患者への対応が求められるようになってきています。

このように超高齢社会を迎えた日本において、歯科医師には高度で広範囲な医学知識や、多様な役割が求められているのです。

［第2章］

小児から高齢者、障がい者まで、地域住民の口の健康を守る地域の歯科医院と大学病院や総合病院のハブの役割を担う地域支援型多機能歯科診療所とは

さまざまな問題を解決する地域支援型多機能歯科診療所

これまで歯科医院は、地域医療の最前線で患者の治療にあたってきました。歯科医院の多くは歯科医師が1人の診療所（以下、地域の歯科医院）で、連携先といえば大学病院や総合病院などでした。地域の歯科医院が虫歯や歯周病をはじめとする治療を担い、大学病院などは口腔外科をはじめとする専門的な治療に特化することで機能分化がなされてきました。

しかし、超高齢社会に突入した今、全身疾患や持病を抱える患者や障がいをもつ患者などが増加するなか、従来のように「地域の歯科医院」か「大学病院・総合病院」かという二択ではきめ細かく患者ニーズに対応することが困難になってきました。この問題を解決するためには、地域の歯科医院の後方支援の役割を果たし、その負担を減らし、大学病院や総合病院へのハブとなり得る歯科医療機関が必要とされるようになったのです。

こうした問題を解決するために生まれたのが「地域支援型多機能歯科診療所」構想です。

地域支援型多機能歯科診療所は複数の歯科医師が在籍することで、地域の歯科医院では対応困難な訪問歯科診療、通常の歯科診療が困難な患者に対する治療、さらには歯科専門医による専門的な治療などを可能にすることが想定されています。通常の歯科診療が困難な患者とは、障がいをもつ患者や歯科治療恐怖症、嘔吐《おうと》反射が強い異常絞扼《こうやく》反射の患者、小児などで治療に協力が得られない患者、重度認知症患者などのことです。地域支援型多機能歯科診療所ではこうした治療困難な患者に対して、全身麻酔あるいは静脈内鎮静法なども用いた治療が求められます。

望ましい地域支援型多機能歯科診療所のあり方については現在、日本歯科医学会の新歯科医療提供検討委員会を中心に議論が進められ、日本歯科医師会で推進委員会が動き始めています。そのなかで今後、新たな役割や機能が追加されたり、あり方が見直されたりすることはあると考えられますが、現時点で考えられている地域支援型多機能歯科診療所に求められる役割の方向性は示されています。

地域支援と多機能が求められる地域支援型多機能歯科診療所の役割

地域支援型多機能歯科診療所の役割は、大きく地域支援の面からの役割と多機能の面からの役割の二つに分けられます。

〈地域支援の面から〉

①かかりつけ歯科医院の後方支援
②歯科医療技術・知識のアップデート、デジタル化への対応（研修会開催）
③歯科専門医・専門職の養成・雇用の場（実地教育）
④かかりつけ歯科医の休業補償（病気・けがの際の代診など）
⑤地域歯科医師会事業への積極的参加
⑥多職種連携（地域包括ケアシステム）
⑦歯科救急対応（休日・夜間）

〈多機能の面から〉

①質・量的に十分な訪問歯科診療を提供

②全身麻酔・静脈内鎮静法管理下歯科治療の提供（通常の歯科治療困難患者への対応）

③高難度歯科医療・新規医療技術の提供（歯科専門医活躍の場）

④歯科医師臨床研修（実地研修の場）

⑤職場環境の整備・拡充（女性歯科専門職の雇用環境改善）

かかりつけ歯科医院の後方支援としては、対応困難な患者の受け皿となるほか、かかりつけ歯科医師が病気やけがで診療ができないときに代診にあたるなどさまざまな面でサポートをします。歯科医療技術・知識のアップデートに関しては、研修会などを通して技術・知識を伝え、地域の歯科医療の質のボトムアップを目指します。

専門医の活躍という面では、新歯科専門医制度のもとで今後増加することが見込まれる専門医について、活躍の場を確保したうえで新たなる専門医育成の場を広げることに貢献できます。また、地域支援型多機能歯科診療所には幅広い専門性を有する歯科医師が在籍することが想定されているため、大学病院を受診できない地域の住民も、質の高い専門診療を受けられる機会が増えることになります。

地域包括ケアシステムのなかで、医科歯科連携をはじめとする多職種連携に取り組むことも重要です。口の健康状態の悪化はさまざまな全身疾患につながることが指摘されていますが、口や歯の専門家である歯科医師が医師や看護師、薬剤師、リハビリ専門職、管理栄養士、ケアマネジャー、介護職など多職種と連携することで、患者の全身の健康を守り、健康寿命を延ばすことにもつながります。

外来診療だけではなく、地域へ出かけて患者を治療する訪問診療も重要な役割の一つです。高齢化社会のなかで特に後期高齢者が増えてくると、外来へ通うことができなくなる患者が増えることが予想されます。そのようなときに複数の歯科医師を擁する地域支援型多機能歯科診療所は、マンパワーが必要な訪問診療にも対応できるのです。

また、全身麻酔や静脈内鎮静法などが可能な設備と人材をそろえることで、障がい者や全身的合併症のある患者の診療、認知症患者など、地域の歯科医院では対応困難な患者の受け皿ともなります。次世代の歯科医師を養成するには、卒後の歯科医師臨床研修も極めて重要です。地域支援型多機能歯科診療所は厚生労働省歯科医師臨床研修指定施設、日本歯科医学会専門分科会の臨床研修施設あるいは指導施設、歯科衛生士学校の臨床実習施設などになっていることを必要とし、専門診療や訪問診療、地域医療をはじめとしたさまざまな臨床研修の実地の場を提供することも求められます。

昨今、医療業界に限らず他業界でも関心が集まる、働き方改革に即した労働も地域支援型多機能歯科診療所に求められる機能の一つです。地域支援型多機能歯科診療所では複数の歯科医師が働くことが想定されているため、有給休暇の取得やフレキシブルな勤務体系が実現可能になります。自己研鑽《けんさん》のための学会やセミナーへの参加もしやすくなると考えられます。さらには女性歯科医師のライフステージに即した勤務が可能になり、トータルで見て歯科業界に従事する人たち全体の働き方改革を促進することが期待できます。

地域支援型多機能歯科診療所に期待される役割は、これらだけにとどまりません。それぞれの地域支援型多機能歯科診療所が自分たちの施設や地域に合った活動も求められるからです。

これら以外に地域医療の格差解消や歯科医療の機能分化も期待されると思います。歯科に限ったことではありませんが、医療資源の地域偏在は大きな課題です。どうしても人口の多い都市部に歯科医師が集中し、逆に地方へ行くと歯科医師がほとんどいないため、地域で1軒しかない診療所に数百人や数千人の患者が集まることも珍しくありません。地域支援型多機能歯科診療所は、医療資源の乏しい地域へ歯科医師を派遣するなど、地域医療の偏在を解消することにも貢献できるのです。

歯科医師不足の時代においては、シニアのベテラン歯科医師の活躍も見過ごせない視点です。医療業界にもＤＸやＩＣＴ化の波が押し寄せて、高齢の歯科医師が対応するのは困難な状況があります。生涯、歯科医師として診療を継続したいと思っていても、ＩＴ関係の導入や維持のための設備投資をして回収するためには時間もかかるし負担が大きいため、早めのリタイアを選ぶ歯科医師もいるのが現状です。だからこそ地域支援型多機能歯科診療所は、シニアの歯科医師が働きやすいやり方で診療をできるようにサポートすることが求められます。経験豊富な歯科医師が無理なく働ける環境を整えることで、まだまだ働けるのにリタイアを余儀なくされている歯科医師を減らし、歯科業界全体の損失を防止する役割も求められているのです。

複数の歯科医師が在籍し、多機能を有する歯科診療所を全国に配置

地域支援型多機能歯科診療所として望まれる要件はいくつかあります。地域支援型多機能歯科診療所自体がまだ議論の途上なので今後要件は変わってくる可能性はありますが、これまでの議論では①複数の常勤歯科医師が在籍している（広告可能な歯科専門医が2人以上在籍）②法人格を有して女性のワークライフバランスを考慮した雇用環境が整備されている③十分な訪問歯科診療を提供可能である④厚生労働省の歯科医師臨床研修指定施設など、施設認定を二つ以上受けている⑤入院施設あるいはリカバリーベッドを有し、全身麻酔や静脈内鎮静法が安全に実施できる体制を確保している──などが検討されてきました。

しかし、日本歯科医学会が地域支援型多機能歯科診療所のモデルとなる歯科医療機関を抽出するために、これらの要件を満たすような歯科医療機関を調査したところ、すべての要件を満たすのは大学病院2施設を含むわずか23施設しかないことが分かったのです。

そこで、無理に一つの枠に収めるのではなく、複数の歯科医師が在籍して多機能を有す

る歯科診療所を全国各地に設置することを主眼に、より多様性をもたせた地域支援型多機能歯科診療所の方策が提言されるようになりました。新たに提言された地域支援型多機能歯科診療所は、3カテゴリーから構成されます。3カテゴリーに分けることによって、ある程度の数の歯科診療所が地域支援型多機能歯科診療所になること、地域の特性を踏まえた設置が可能になること、そしてそれぞれが各地で役割を分担しつつ相互に補完することが期待できます。

地域支援型多機能歯科診療所の三つのカテゴリー

3カテゴリーの一つ目は、カテゴリーAで有床の歯科診療所および歯科病院が該当します。カテゴリーAに属する施設は、地域支援型多機能歯科診療所に求められる要件のすべての機能を有する施設です。具体的には入院設備があり、全身麻酔や静脈内鎮静法による歯科治療、訪問歯科診療をそれぞれ質・量ともに十分に提供することが求められます。

地域支援型多機能歯科診療所を抽出するために実施した調査では、カテゴリーAに該当する施設は看護師、薬剤師、歯科技工士などの多職種が協働し、訪問歯科診療を1カ月あ

【図表２】 地域支援型多機能歯科診療所の３つのカテゴリー

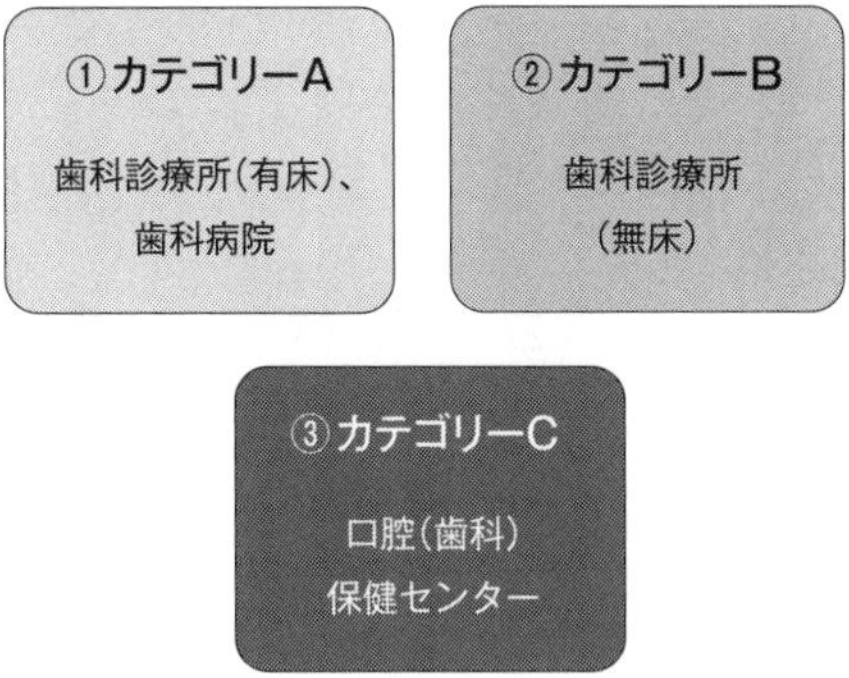

出典：新聞 QUINT ONLINE「地域支援型多機能歯科診療所構想」を基に作成

たり平均５５１件という相当数実施していたほか、当直などの緊急体制も整えていました。さらに、全身麻酔や静脈内鎮静法が実施可能で、障がい者の受け入れ体制も確保し、５人以上の歯科医師・複数の広告可能な歯科専門医が在籍しているなどの特徴もありました。

一方で有床、つまり入院するためのベッドを有する歯科診療所は21施設（２０２１年時点）と圧倒的に少ないという問題があります。現在、２次医療圏ごとに病床数は決められているため、各施設が自由にベッドを増やすことはできません。しかし今後、地域支援型多機能歯科診療所が病床数制度の別枠などとなれば、ほかのカテゴリーからカテゴリーAへ移行する施設

【図表3】 地域支援型多機能歯科診療所に望まれる要件

	カテゴリーA	カテゴリーB	カテゴリーC
常勤歯科医師人数	5人以上	3人以上	1人以上
専門医人数	2人以上	1人以上	1人以上 （非常勤でも良い）
開設者	法人格を有する	法人格を有する	歯科医師会や自治体
女性歯科医師のワークライフバランスに配慮している	○	◎	○
訪問歯科診療	在宅療養支援歯科診療所1届出医療機関	在宅療養支援歯科診療所2届出医療機関	在宅療養支援歯科診療所2届出医療機関
全身麻酔・静脈内鎮静を行う設備・体制※	歯科麻酔管理料届出医療機関	△	△
	入院ベッド有り	リカバリーベッド	リカバリーベッド
	歯科麻酔専従常勤歯科医師	歯科麻酔に従事する常勤・非常勤歯科医師	歯科麻酔に従事する常勤・非常勤歯科医師
施設認定	2つ以上	1つ	1つ
院内技工が可能	○	△	△

※体制とは（歯科麻酔管理料施設基準）

1. 歯科麻酔に係る専門の知識及び2年以上の経験を有し、当該療養に習熟した医師又は歯科医師の指導の下に、主要な麻酔手技を自ら実施する者として全身麻酔症例を200症例以上及び静脈内鎮静法を50症例以上経験している常勤の麻酔に従事する歯科医師が1名以上配置されていること。
2. 常勤の麻酔に従事する歯科医師により、麻酔の安全管理体制が確保されていること。

（日本歯科医学会の答申書より）

が出てくるかもしれません。

このような調査を踏まえて、カテゴリーAに望まれる要件としては次のようなものが検討されています。

①常勤歯科医師が5人以上在籍している（広告可能な専門歯科医師が2人以上在籍している）

②法人格を有し、女性歯科医師のワークライフバランスを考慮した雇用環境が整備されている

③質・量的に十分な訪問歯科診療が提供可能である（在宅療養支援歯科診療所1を

届け出ている医療機関である）

④全身麻酔および静脈内鎮静法を安全に実施できる設備・体制を確保している（歯科麻酔管理料を届け出ている医療機関である）

⑤施設認定（厚生労働省の歯科医師臨床研修指定施設、日本歯科医学会専門分科会の臨床研修施設あるいは指導施設、歯科衛生士学校の臨床実習施設等）を二つ以上受けている

⑥院内技工が可能であることが望ましい

二つ目のカテゴリーは、無床の歯科診療所が分類されるカテゴリーBです。カテゴリーBは、複数の歯科医師が診療に従事するという地域支援型多機能歯科診療所の中心的な存在になることが期待されているカテゴリーです。私の診療所は、このカテゴリーBに分類される地域支援型多機能歯科診療所になります。

このカテゴリーに属する歯科診療所に求められるのは、まずは専門性の高い症例について、かかりつけ歯科診療所を支援することです。また、女性歯科医師のワークライフバラ

ンスを考慮した雇用環境の整備も重要になります。カテゴリーAに分類される、入院ベッドをもつ歯科診療所は極めて数が少ないため、地域によってはカテゴリーBに分類される歯科診療所がカテゴリーAと同等の機能をもつことを求められる場合もあります。

これについては、カテゴリーBに分類される歯科診療所が地域支援型多機能歯科診療所に求められる機能のすべてをカバーしなければならないわけではありません。そうではなくそれぞれの施設によって、訪問歯科診療であったり全身麻酔や静脈内鎮静法であったりなど、それぞれ特化した機能があれば互いに補完することで、地域全体で地域支援型多機能歯科診療所の機能を発揮できればよいと考えられています。

歯科業界に求められるパラダイムシフトとは

地域支援型多機能歯科診療所の考え方を確立させるためのこれまでの議論では、カテゴリーBを充実させるためには一種のパラダイムシフトが必要と指摘されています。どういうことかというと、これまで歯科業界では、規模の大きな歯科診療所ができるためには個人開業医による分院展開が一般的でした。しかし、従来のやり方から、今後は一つの医療機関を多機能化する方向にシフトチェンジする必要があるという考え方です。しかしそのためには現状の診療報酬体系も変わっていかなければなりませんし、何よりも歯科医師自身の意識改革といったパラダイムシフトが求められるともいえるのです。

カテゴリーBに望まれる要件としては次のようなものが検討されています。

①常勤歯科医師が3人以上在籍している（広告可能な歯科専門医が在籍している）
②法人格を有し、女性歯科医師のワークライフバランスを考慮した雇用環境が整備されている
③訪問歯科診療体制が確保されている（在宅療養支援歯科診療所2を届け出ている医療機関である）
④リカバリーベッドを有し、全身麻酔あるいは静脈内鎮静法を安全に実施できる設備・体制（カテゴリーAの体制における、麻酔に従事する歯科医師が非常勤の場合も含む）を確保している
⑤施設認定を受けている

全国に約360ある口腔保健センターの役割

三つ目のカテゴリーは、口腔（歯科）保健センターが分類されるカテゴリーCです。口腔保健センターとは、歯科医師会や自治体が運営し、各郡市区に設置されています。口腔保健センターは全国各地に設置されていて、国民健康保険病院、自治体開設の診療所などを含めると約360あります（日本歯科医学会「これからの歯科医療提供体制の新機軸として期待される地域支援型多機能歯科診療所〈医療機関〉」）。

多機能を有する既存の歯科医療機関は、その多くが民間の施設であり、都市部に偏在している傾向があります。そこに歯科医師会や自治体が運営する口腔保健センターがカテゴリーCの地域支援型多機能歯科診療所として関わることは、意義があると考えられます。

口腔保健センターは、行政と連携して夜間休日の急患対応や障がい者歯科診療、訪問歯科診療などを実践することで、すでに多機能をもつ施設もあります。その一方で、常勤ではなく非常勤歯科医師の輪番制で診療をしているところもあります。また、障がい者歯科診療を行っている施設が41・4％、訪問歯科診療を行っている施設が18・6％にとどまっているなど、必要とされる機能を満たしていないところもあります。今後は地域の歯科医師会の協力や行政の介入による、機能の拡充や整備が望まれるところです。

カテゴリーCに望まれる要件としては、次のようなものが検討されています。

①歯科医師会や自治体が開設した歯科医療機関である
②常勤歯科医師1人以上を含めて複数の歯科医師が在籍している（広告可能な歯科専門医が非常勤を含めて在籍している）
③女性歯科医師のワークライフバランスを考慮した雇用環境が整備されている
④訪問歯科診療体制が確保されている（在宅療養支援歯科診療所2を届け出ている医療機関である）
⑤リカバリーベッドを有し、全身麻酔あるいは静脈内鎮静法を安全に実施できる設備・体制を確保している
⑥施設認定を受けている

地域の歯科医院との棲み分けが重要に

ここで必ず記しておかなければならない重要なことは、地域支援型多機能歯科診療所には地域の歯科医療を支援する機能が求められるということです。特に、かかりつけ歯科医院の後方支援は地域支援型多機能歯科診療所にとって極めて重要な役割の一つです。だからこそ、大規模歯科診療所が患者を奪うような構図があってはなりません。

重要なことは、地域支援型多機能歯科診療所は地域の歯科医院と競合するものではないということです。そうではなく、地域でともに協働する医療機関でなくてはなりません。なぜなら歯科業界が抱える問題は、地域支援型多機能歯科診療所が一つあれば到底解決するものではないからです。地域支援型多機能歯科診療所がすべてを解決するのではなく、そこをハブに医科歯科連携、病診連携、診診連携を進めていくという視点が何よりも求められます。このことに対する理解を深めるためには、棲み分けを明確にすること、地域支援型多機能歯科診療所に地域の歯科医療支援を行う機能を付与すること、さらには診療報酬上の仕組みづくりなどが必要になると考えられます。

棲み分けの明確化ができる分野については、一つには訪問歯科診療が挙げられます。特に1人で開業している歯科医院では、外来診療を休診にしてまで訪問歯科診療を行うことに消極的なケースがあります。こうした点については、地域支援型多機能歯科診療所が連携し、協働することによって解決できることもあるはずです。

また、通常の歯科診療が困難な患者の治療での連携もあります。定期的な口腔管理による重症化予防は地域の歯科医院が担い、歯科治療の困難者、いわゆる障がいをもつ人や歯科治療恐怖症患者、認知症患者、治療に協力が得られない小児などに対する麻酔管理下の治療は地域支援型多機能歯科診療所が担うことで分業が可能になります。

地域の歯科医院、地域支援型多機能歯科診療所、総合病院、大学病院まで含めた連携も重要になります。ここでは歯科診療所が地域の最前線で一般歯科診療および重症化予防を担い、地域支援型多機能歯科診療所は歯科診療所の後方支援を担います。そして総合病院は口腔外科手術に特化し、手術前後の口腔機能管理に専念することで、地域歯科医療の支援病院として位置づけられます。さらに大学病院は特定機能病院として、高度・先進医療および研究・教育機関の役割を果たします。

患者はまず歯科医院を受診し、困難な症例などは地域支援型多機能歯科診療所を受診する一方で、総合病院と大学病院はフリーアクセスに一定の制限をかけることで、限られた医療資源を有効に使うことができます。

診療報酬による仕組みづくりとしては、地域の歯科医院と地域支援型多機能歯科診療所が連携することを診療報酬上で評価するなどが考えられます。一例としては、歯科医院には紹介時に連携加算のような点数が算定できる仕組みとし、地域支援型多機能歯科診療所には患者を逆紹介するときに点数が算定できるような仕組みが考えられると思います。あるいは初診料や再診料を上乗せすることで、地域支援型多機能歯科診療所として開業したり、地域の歯科医院から地域支援型多機能歯科診療所へ移行したりする歯科医療機関が増える可能性もあります。

一方で、地域支援型多機能歯科診療所の受診時には診療情報提供書（紹介状）を必要として、今の大学病院などと同様に診療情報提供書がない患者には追加で負担を求める方法もあります。しかし、これは大学病院などが行っているのと同様のフリーアクセスの制限につながり、地域支援型多機能歯科診療所の多くが民間の施設であることを考えると実現は難しいことも考えられます。

地域で歯科医療を受けられない人をなくすために

地域支援型多機能歯科診療所というのは、これまでになかったまったく新しいジャンルの診療所です。そのため普及には時間がかかるかもしれませんし、最初は理解してもらうことが難しいとも思います。しかし、なんとしてもこの仕組みを広く普及させ、全国に同様の施設を広げていかなければならないと私は考えています。なぜなら来るべき２０４０年問題への答えは、現状では地域支援型多機能歯科診療所をハブにした医科歯科連携や病診連携、診診連携によって、歯科業界がもてる力のすべてを発揮することしかないからです。

地域支援型多機能歯科診療所は、単に大規模な歯科診療所というだけではありませんし、地域の歯科医院と競合するものでもありません。孤軍奮闘している地域の歯科医院の歯科医師たちをサポートし、出産や子育てで仕事を続けられなくなった女性歯科医師、あるいは大学で学んだ専門性を地域で発揮したい歯科専門医に活躍の場を与え、何よりも行き場のない歯科治療の困難患者を救うためにあるのが地域支援型多機能歯科診療所です。

私は地域で診療を続けてきたなかで、障がいがあってじっとしていられないから歯科の治療は諦めていたという患者、麻痺《まひ》があって自宅から出ることができず、専門的な口腔衛生管理を受けられない患者、あるいは歯科治療が怖くて何十年も歯科医院にかかることができなかった患者に何人も会ってきました。そのなかには、口の中が崩壊していて、年齢は若くとも歯がほとんどないような状態の人もいました。あるいは仕事にやりがいを感じているのに家庭の事情でやむなく退職しなければならない歯科医師、さらには自分自身も高齢で健康に不安を抱えながら、患者を放り出すわけにはいかずに無理して診療を続ける歯科医師にも出会ってきました。

1人の歯科医師として、治療を受けられない患者が地域にいること、あるいは自分らしく職能を発揮できない歯科医師がいることは極めて残念なことで、あってはならないことだと考えます。だからこそ、歯科治療難民を生み出さないためにも、地域で努力する歯科医院の歯科医師を支えるためにも、私は新しいジャンルである地域支援型多機能歯科診療所を1人でも多くの人に知ってほしいと思っています。

［第3章］

口腔外科手術、歯周外科手術、障がい者歯科治療各分野の専門医が一般歯科にとどまらない高度治療も行う

ニーズが高まる障がい者歯科

超高齢社会で歯科医療へのニーズが多様化するなか、地域支援型多機能歯科診療所では地域の歯科医院が対応困難なさまざまな患者の治療を行います。地域支援型多機能歯科診療所で対応する患者の代表例としては、例えば身体・知的・精神それぞれの障がいがある人や発達障害の子ども、認知症患者、歯科恐怖症患者などがいます。なかでもニーズが高いものの一つに、障がいをもつ患者の治療があります。

医療の進歩や病院から在宅へという政府の政策によって、病気や障がいをもちながら地域で暮らす患者が増えています。そのような患者は健常な患者とは異なる配慮が必要なケースがあり、地域の歯科医院と地域支援型多機能歯科診療所、総合病院、大学病院などとの連携が必要になるケースが多くあります。

かつては認知症や障がいをもつ患者の治療は、地域の歯科医院から紹介される形で大学病院や総合病院に集中していました。しかし2025年には5人に1人が認知症になると見込まれる（「平成28年版高齢社会白書」）ほか、国民の7・6％が何らかの障がいをもつ

【図表4】 人口から見る障がい者割合

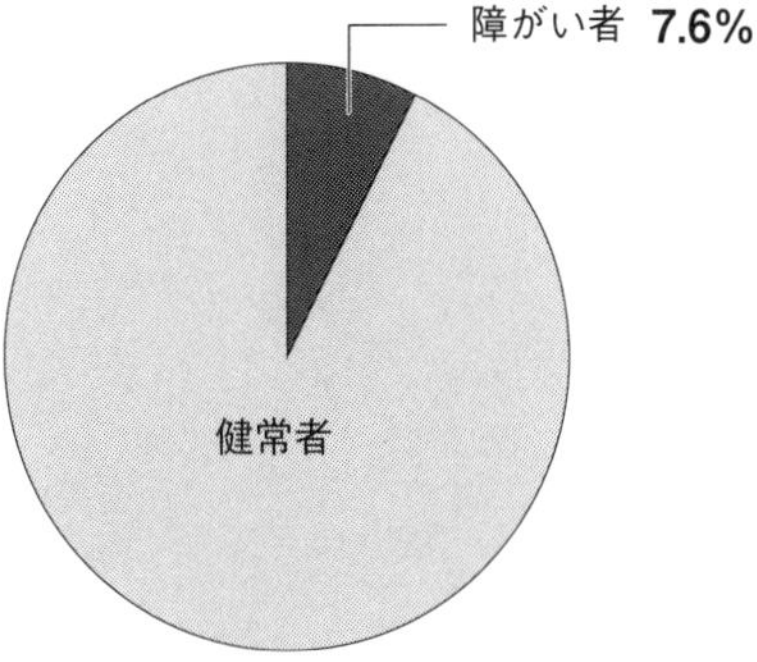

出典：内閣府「令和元年版障害者白書」を基に作成

時代において（「令和元年版障害者白書」）、対応困難な患者がすべて大学病院と総合病院に集中したら大学病院と総合病院でも受け入れが困難になることが予想されます。だからこそ地域の歯科診療所と大学病院や総合病院の中間に位置づけられる地域支援型多機能歯科診療所が、受け皿になることが期待されているのです。

障がい者歯科の領域で対象となる患者はさまざまです。障がいには「身体障がい」「知的障がい」「精神障がい」の3区分があり、それぞれに異なる対応や配慮が必要です。障がいがあるからといって、健常な人が受けるような歯科治療ができないということは決してありません。患者ごとに異なる障がいに配慮しながら、健常な人と同じように歯科の治療が受けられるようにするのが障がい者歯科診療です。

健常な人と同じように歯科の治療をするといっても、やはりそれなりにマンパワーや時間、労力がかかります。そのため歯科医師が1人の歯科医院では歯科医師の負担が大きくなってしまいますし、ほかの患者の治療にも影響が出てしまいます。だからこそ地域支援型多機能歯科診療所が障がいをもつ人の歯科診療を担う役割が求められているのです。

例えば知的障がいがあって治療の必要性が理解できない場合は、本人の意思で診察台に上がることや治療中動かずにじっとしていることが困難なことがあります。あるいは発達障害がある子どもで、知的には問題がなくてもコミュニケーションに問題があって双方の伝えたいことがうまく伝わらないことがあります。強いこだわりがあって、今まで経験したことがないことをされるときに一般の人よりもはるかに強い恐怖心を抱く子どももいます。

歯科ではドリルなどの機器（タービン、コントラ）を使うため、口の中で独特の音や振動がします。これは一般の人でも苦手に感じる人がいると思いますが、発達障害の子どもの場合は特にこうした音や振動を苦手に感じます。発達障害の子どもは、視覚や聴覚、嗅覚、味覚、触覚という五感が通常よりも鋭い感覚過敏のことが多いからです。なお、知的障がいについてはWHOによる診断ガイドラインICD - 10では「精神遅滞」、アメリカ精神医学会による精神疾患の分類と診断の手引きDSM - 5では「知的能力障害群（知的発達症）」といった表記の違いがあります。本書では一般的に使用されている「知的障がい」と表記します。

行動変容法やモデリング法、絵カードで障がい者に対応

このような患者に対しては、一般の人と同じようにいきなり治療を始めることはできません。さまざまな対処法のなかから、患者に合ったものを選びつつ、慎重に治療を進めることが必要になるのです。

例えば対処法の一つに「行動変容法」があります。行動変容法は身近なものから慣らしていって、少しずつ歯科治療に慣れてもらう方法です。例えば自宅で歯ブラシを使って歯磨きすることができるならば、最初はまず診療所で歯ブラシを使うことから始めます。しかし、見知らぬ診察室で診察台に上がって歯ブラシを口に入れるのは難しいので、まずは

待合室で歯ブラシを使うところからスタートします。

待合室で歯ブラシを口に入れることに慣れたら、次は診察台の横にある椅子で歯ブラシを使います。診察室ですから、このときは周囲でドリルなどさまざまな音が聞こえてくると思います。そうしたなかで慣れた歯磨きという行為だけを繰り返すことで、少しずつ診察室の音や雰囲気に慣れてもらいます。

診察室の音や雰囲気に慣れたら、いよいよ診察台に座ります。しかし、この段階でもまだ診察台を怖がるようでしたら、まずは一緒に付き添っている保護者に診察台に上がってもらいます。これは「モデリング法」と呼ばれる方法です。モデリング法とは、好ましい行動をしている他人を観察させることで、同じ状況におかれたときに自分が見た行動を真似しようとする心理を利用しています。

このようにいくつもの段階を踏みながら治療へとつなげていく取り組みが、行動変容法やモデリング法です。非常に根気のいる治療法で時間もかかりますが、障がいがある人や発達障害の子どもなどにはとても有効です。

ほかには視覚からの情報伝達が優位と思われる自閉スペクトラム症患者などには、言葉に加えて「絵カード」を使った説明をすることでスムーズに治療ができることもあります。この場合は、例えば診察台に上がること、エプロンをつけること、鏡で口の中を見ることなど手順ごとに絵カードを用いて説明します。そして最後には必ず、笑顔で手を振っている絵など「終わり」を表すカードで終了します。

絵カードを使うことで治療に対する患者の理解が深まり、どこまで行えば終了になるのかゴールも明確になります。特性によって言語よりも視覚からの情報伝達が優位な子どもは、学校や保育園でも絵カードを用いたトレーニングをしていることが多いので、歯科診療でもこの方法を活用します。

ほかにもＴＳＤ法という方法もあります。歯科治療で使う道具をＴｅｌｌ（言葉で説明）、Ｓｈｏｗ（実際に見せる）、Ｄｏ（動かす）ことによって、歯科の道具に対する不安感を減らす方法です。患者にとってはなじみのない治療道具をいきなり口に入れるのではなく、どのような道具をどうやって使うのかを説明することで、段階を踏んで少しずつ治療に対する恐怖心を和らげていくことを目標とします。

処置内容がもう少し複雑だったり時間がかかったりする場合は、笑気吸入鎮静法を選択します。例えば患者本人が治療中に動いてしまいそうな場合、複数の虫歯を治療しなければならない場合、親知らずを抜歯しなければならない場合など、時間がかかるときは笑気ガスを吸ってリラックスしてもらいます。麻酔ほどの効果はありませんが、緊張感が和らぐので痛みや機械の音などが若干気にならなくなります。

他人の視線が気になるという声から生まれた専用待合室

行動変容法や絵カード、笑気吸入鎮静法などだけではなく、ハード面でも発達障害や知的、精神などさまざまな障がいをもつ人が受診しやすい配慮を行っています。当院での配慮の一つが障がい者専用の待合室や半個室、完全個室の診療室です。一般用の待合室とは完全に別の場所に専用の待合室を設け、周囲に気兼ねなく時間を過ごすことができるというものです。車椅子の利用者でも駐車場からそのまま入れるスロープ付きの入り口があるため、介助する人の負担を軽減できます。また半個室や完全個室では、ほかの診察台からの音や視覚情報を減らすことで、障がいによって感覚過敏などがある人でも落ち着いて治療が受けられるように配慮します。

こうした設備は患者の保護者の声から生まれました。患者の保護者の声で多く聞かれるのが「障がいがあっても治療を受けられるのはありがたいが、待合室で待っているときにほかの患者の視線が気になる」というものでした。障がいをもつ患者には席でじっと待つことが困難だったり、大きな声を出してしまったりする人が少なくないからです。

私たち医療者からすれば、待合室で歩き回っていたとしても少々大声を出したとしても、それはその子どもの特性ですし、他人へ危害を加える行為でなければまったく構わないと考えています。しかし、実際に連れてくる保護者からすれば、ちょっとした周囲の視線など気にしないようにしても気になってしまうのが心情なのだと思います。その結果、他人の目などが気になって受診自体を控えてしまうという話も決して珍しくありません。

この点は病院ならば病気の人が行く場所ですから、少々変わった行動があっても「病気のせいだ」と周囲もあまり気に留めないかもしれません。しかし、歯科診療所は体が健康な人も多く受診しますから、そうしたなかで障がいをもつ人が受診するのはハードルが高いといえます。専用待合室は、障がいをもつ人の受診のハードルを下げるためにも役立っているのです。

全身麻酔や静脈内鎮静法を実施

地域支援型多機能歯科診療所は、このように障がいや特性があって通常の歯科診療が困難な患者に対しても、さまざまな方法で治療ができるようにアプローチします。そして、これらの方法を行ってもまだ難しい場合、歯科麻酔専門医の協力を受け全身麻酔や静脈内鎮静法のもとで治療ができるのも、地域支援型多機能歯科診療所の強みの一つです。

全身麻酔というのは、完全に意識がない状態を指します。医科の外科的手術で行う全身麻酔と同じですから、例えばメスを体に入れても目は覚めません。また、呼吸もほぼ止まっているので、モニターを装着して全身状態を診ながら人工呼吸器を使い、呼吸管理することが必要です。

呼吸管理で医科の手術と異なる点は、医科の場合は口から気管に呼吸管理のための管を挿入しますが、歯科では口から挿入できないことです。口を開けて治療を行い、最終的には歯と歯を噛み合わせた状態で確認しなければならないため、歯科の全身麻酔では呼吸管理の管を鼻から入れることが多くなっています。

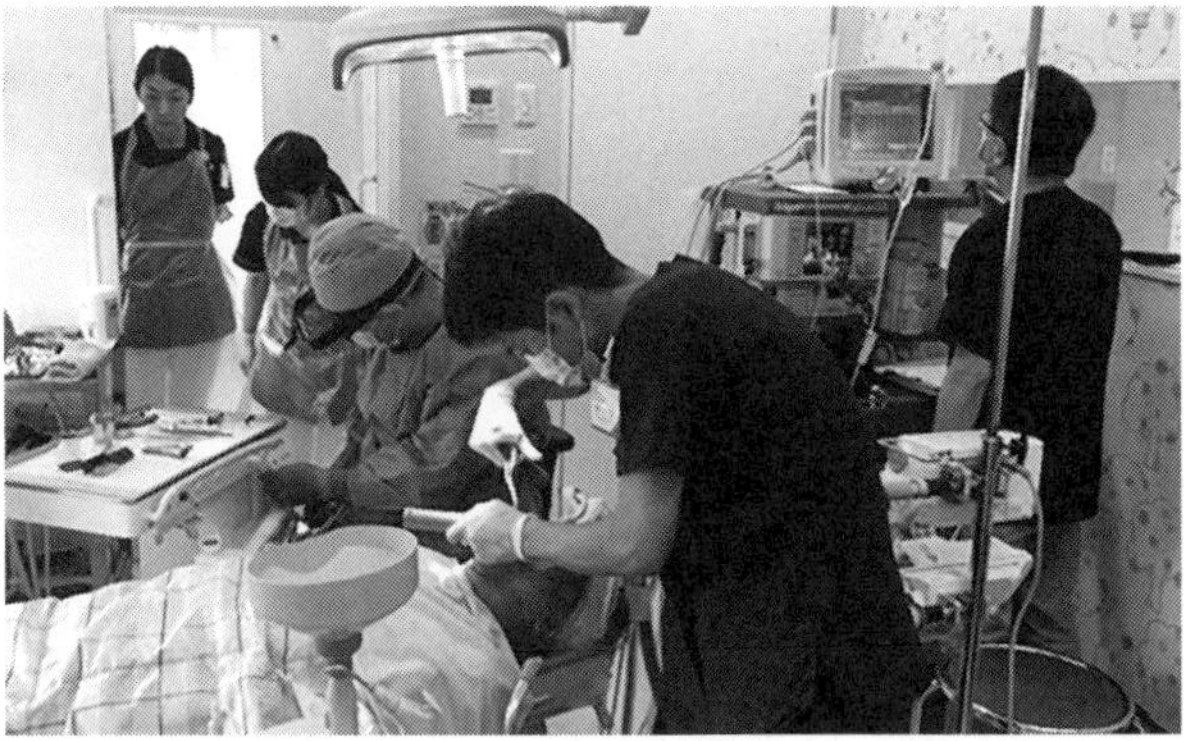

全身麻酔下歯科治療にあたるスタッフたち。医科麻酔専門医、歯科麻酔学会認定医、歯科医師、歯科衛生士、看護師がチームで臨む

静脈内鎮静法は、全身麻酔ほど意識がないわけではなく、呼吸も自分で行います。患者自身はうつらうつらしている状態で、歯科治療中のことは覚えている人もいますが覚えていない人も多いようです。ボーッとしますが完全に意識がないわけではないことと、痛みを和らげるとしても感じなくするまでの効果はないため、通常の歯科診療と同じように局所麻酔も併用することが多くあります。

全身麻酔や静脈内鎮静法の対象になるのは、次のような患者です。

・歯科治療が必要だけれど、治療に協力できない小児や障がい者
・歯科治療への恐怖心が強い人
・異常嘔吐反射によって、歯科治療がつらい人
・親知らずの抜歯などで治療中の痛みが心配な人
・障がいに伴う体動があり治療が困難な人
・1回の治療でできるだけ多くの歯の治療をしたい人

障がいによって治療の必要性が理解できない患者には、行動変容法などさまざまな方法を試みますが、それでもじっとして治療を受けることができない場合などは全身麻酔をすることで安全に治療ができます。また、歯科治療恐怖症の患者も全身麻酔や静脈内鎮静法の対象です。歯科治療恐怖症とは、歯科治療に対する恐怖心が非常に強く、場合によっては歯科診療所に来るだけで全身が拒否反応を起こしてしまうような人のことです。

歯科治療恐怖症や嘔吐反射が強い人も対象に

歯科治療恐怖症の原因は、過去に受けた歯科治療がトラウマになっているケースなどさまざまです。人によっては歯科医院の独特のにおいやドリルの音だけで、震えが止まらなくなったり大量の汗をかいたり、過呼吸やめまいを起こしたりなど体調が悪くなってしまうこともあります。このような人は一般の歯科医院で治療を受けることができないため、歯科治療を受ける機会を逃して口の中の状態がどんどん悪くなってしまうのです。

このほか、異常嘔吐反射がある人も歯科治療を受けることが困難です。異常嘔吐反射とは、専門用語では異常絞扼反射と呼ばれるものです。誰でも口の奥に何かを入れると「オエッ」とえずく感覚を覚えると思います。異常嘔吐反射の人はこの反応が普通の人よりも強く、口の中にちょっと何かを入れただけで、強烈な吐き気を起こしてしまうのです。歯科治療では口の中にものを入れなければ治療になりませんから、こうした患者も全身麻酔や静脈内鎮静法の適応となります。このほか記憶が保てない認知症患者も全身麻酔の適応となります。認知症患者は記憶力の問題から治療に協力が得られないことがあるほか、興奮して暴れてしまうこともあるため、全身麻酔下のほうが安全に治療できることもあるからです。

全身麻酔にするか静脈内鎮静法にするかは、患者の状態や治療内容によって使い分けます。歯の高さや噛み合わせの調整が必要な場合は、全身麻酔によって完全に寝た状態よりは少し意識があったほうが治療しやすいため、静脈内鎮静法を選ぶことがあります。

静脈内鎮静法の興味深い点は、治療中や前後の記憶がないような場合でも、術中に歯科医師が声をかけたら患者は反応することです。例えば患者の名前を呼べば「はい」と返事をしますし「噛んでみてください」と言えばきちんと噛んでくれるのです。そのため完全に患者の意識がなくなってしまうと処置がしにくい治療のときは、患者の恐怖は和らぎますが反応は得られる静脈内鎮静法を選びます。

反対に、治療中に患者の反応を得る必要がない治療や少しでも動くと危険な場合などは、全身麻酔を選択することが多くなります。全身麻酔がかかっている患者は動くことがないので、ある意味で非常に安全な状態で治療ができるからです。

歯科麻酔専門医や複数の看護師によるチーム体制

私の診療所では、現在常勤1人・非常勤2人の日本歯科麻酔学会専門医に加え、常勤・非常勤の日本歯科麻酔学会認定医、外部の協力医師として麻酔科学会指導医などがいて、安全な環境で麻酔を実施できる体制を整えています。麻酔をしながら治療するには、複数の歯科医師に加えて看護師や歯科衛生士など多職種によるチーム体制が欠かせません。

麻酔を実施するにあたっては、協力関係にある近隣の病院で必ず術前検査を受けてもらいます。全身麻酔が可能かどうか全身状態を評価するためです。術前検査では、心電図検査・胸部X線撮影、血液検査、呼吸機能検査などを行っています。こうした検査結果によって全身麻酔が適さないと歯科麻酔専門医が判断した場合には、全身麻酔以外の治療法を提案したり、大学病院に紹介したりすることになります。

実際に麻酔を実施するときは、歯科麻酔専門医が麻酔と全身管理を担当し、それに加えて治療にあたる歯科医師がつきます。歯科麻酔の専門医がいることで、歯科医師は安心して治療に専念することが可能です。また、麻酔下での治療には必ず看護師がつきます。私の診療所には現在5人の看護師と1人の准看護師がいますが、看護師は一般の歯科診療には関わらず、麻酔による治療に専念してもらうようにしています。全身麻酔のときには看護師が約5人体制、静脈内鎮静法のときは約3人の看護師が常時ついていて、患者の状態に問題がないかをチェックします。

看護師は治療中だけではなく麻酔前から麻酔後の対応まで一貫して対応しています。例えば麻酔前の業務としては、膨大な検査データの確認から始まって時間をかけた患者説明、同意書の取得、治療スケジュールの管理などやるべき事前準備が非常に多くあります。こうした事前準備も歯科医師や歯科衛生士などと連携し、看護師が行っています。

歯科医師や歯科衛生士は口腔内の健康管理はプロですが、全身管理にはまだ不慣れな部分もあります。そこで患者の全身状態を見ることにたけた歯科麻酔科医や看護師が複数、常駐で勤務していることは大きな安心感につながります。

麻酔後は、患者がしっかり麻酔から覚めていることや全身状態に問題がないかを確認したうえで、家族などが付き添ってもし麻酔後に患者が少し具合が悪いとなった場合、その患者をこのまま帰していいのかもう少し様子を見たほうがいいのか、あるいはすぐに救急搬送を要請すべきかなどの判断は、基本的に歯科麻酔専門医と看護師が決定します。歯科医師ももちろん患者の状態を診ますが、万が一患者が急変したときの対応などは歯科麻酔専門医に加えて看護師が常駐していることで安全に行えると考えています。

全身麻酔の予約は数カ月待ち!

実際にやってみて、全身麻酔や静脈内鎮静法は極めてニーズが高いことを日々実感しています。全身麻酔にしても静脈内鎮静法にしても、多くの患者が希望するため数カ月待ちの状態が続いているからです。今は年間では全身麻酔が60~70件、静脈内鎮静法はもう少し多く100件程度実施していますが、患者のニーズには追いついていません。2023年の春から日本歯科麻酔学会専門医が常勤になったことから、今後はさらに全身麻酔や静脈内鎮静法を用いた治療が増えていくとは思いますが、それでもすべての患者ニーズを満たすまでには至っていないのが現状です。全身麻酔や静脈内鎮静法で治療を受けたいという患者に対して、実施できる施設があまりに少ないためです。「日本における歯科麻酔の流れと歯科麻酔科医育成における医歯連携(飯島毅彦ら 昭和学士会誌 第80巻 第5号

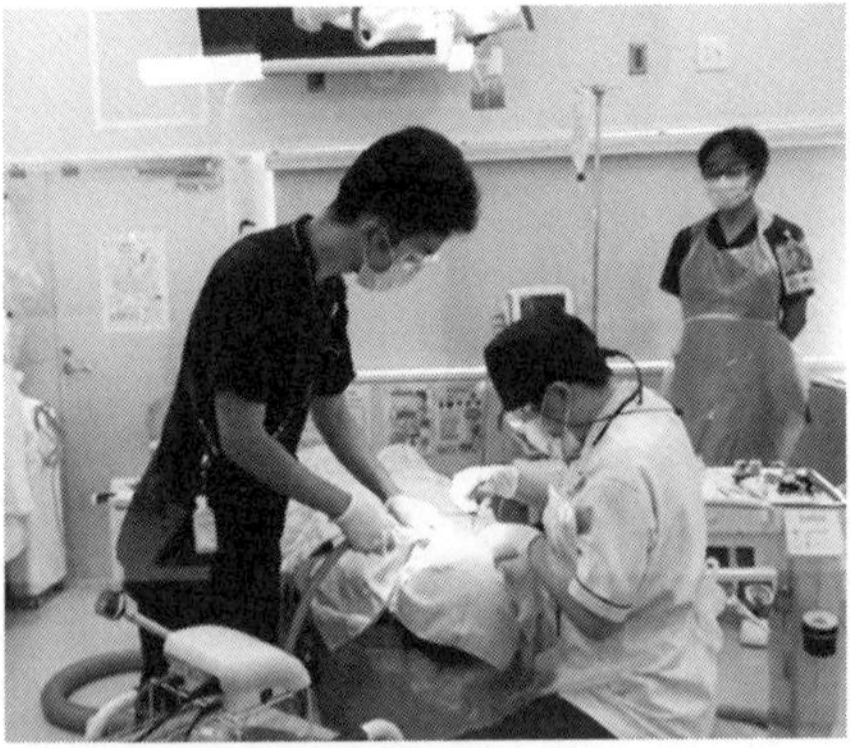

全身麻酔・静脈内鎮静法を用いた診療の動画を、左の二次元コードで紹介

390-395頁、2020）」によると、カナダのオンタリオ州では対人口比で日本の約20倍、北米では10倍以上の歯科麻酔（歯科治療のための全身麻酔もしくは静脈内鎮静法）が年間に行われているそうです。

全身麻酔や静脈内鎮静法は看護師などの人手も必要で、安全な治療を行うために多くの時間と労力を必要とします。しかし、それでも「全身麻酔や静脈内鎮静法があるおかげで10年ぶりに歯科治療を受けられた」と感激する患者に会うたびに、取り組んでよかったと実感しています。このほかにも全身麻酔を受けた患者や保護者からは「自閉スペクトラム症の子どもが歯の痛みを訴えて、これまでは歯医者で暴れてしまってほとんど治療することができなかった。全身麻酔を使ったおかげで、本人も嫌な思いをせずにずっと痛かった歯を治すことができて本当にありがたい」「嘔吐反射が強くて歯磨きすらつらく、虫歯がどんどん進行していた。全身麻酔のおかげでやっと歯の治療ができてうれしい」など歓迎する声を聞いています。

受診機会を奪われる患者が1人でも減るように

このように地域支援型多機能歯科診療所では、障がいをもつ人の治療も積極的に行っていますが、実際には障がいをもつ人が歯科治療を受けられる機会は極めて限られているのが現状です。私の地域支援型多機能歯科診療所に県外から来るそうした患者に聞くと、なかなか受診できる診療所が見つからなくて探し回ったという話もよく聞きます。もちろん歯科医師には応召義務がありますし、障がいの有無によって患者を差別することは許されません。

しかし実際には、治療を理解できずに診察台の上で暴れ回ったり、治療中に逃げ出したりした場合は患者自身が危険にさらされます。また、障がいをもつ患者に対する行動変容法などは時間と労力が必要ですから、限られたマンパワーのなかで無理に取り組むと、ほかの患者に迷惑をかけてしまいます。そのためマンパワーなどの問題から、安全に治療することが難しいと判断されてしまうケースもゼロではないようです。

このような話を聞くたびに、私は地域支援型多機能歯科診療所のような拠点が全国により多く開設できることを願わずにはいられません。そうすることによって、歯科受診の機会を失ってしまう患者を1人でも多く救うことができるからです。また、地域のかかりつけ歯科医院の歯科医師たちにとっても、障がいをもつ患者を安心して任せられる紹介先をもつことにつながります。このように患者と歯科診療所の双方にとってメリットを提供するのが、まさに地域支援型多機能歯科診療所だと私は考えています。

すべての年齢の食べたい気持ちを応援する「食べれる外来」

また、私たちの地域支援型多機能歯科診療所は小児から高齢者まですべての年齢を対象として、専門知識や技術をもつ歯科医師が管理栄養士などと連携しながら「食べれる外来」を設けています。食べれる外来とは、食べたいという気持ちに応えられるように、食べられない原因を探って食べられる方法を見つける場所です。私たちが食べ物を認識して口に運び、咀嚼して飲み込む一連の動作は、専門用語では摂食嚥下と呼ばれ、私たちの外来も専門的には摂食嚥下外来といいます。高齢化や障がいをもつ人、医療的ケア児の増加によって、この摂食嚥下機能にもトラブルを抱える人が増えているのです。

摂食嚥下機能に問題が起こる理由はさまざまで、例えば障がいをもつ子どもの場合、成長の過程で食べる機能がうまく発達しないことによって嚥下障害が起こることがあります。私たちが何かを食べるときは、食べ物を口に運んで咀嚼して、適当な大きさにしてから飲み込んでいると思います。

しかし、食べる機能が正常に発達していない場合、噛まずに丸飲みしてしまう子どももいるのです。この場合、窒息事故を起こすリスクが非常に高くなってしまいます。あるいは水なども、健常な人は特に飲み方を意識しないで飲んでいます。しかし、嚥下に問題があると水分をうまく飲み込めず、何度も気管に入って誤嚥をしてしまう場合があるのです。このように嚥下に障害がある人に対して、食べ物を口に入れて飲み込むまでのどの過程に問題があるかを診断し、正常に近づけるためのトレーニングなどを実施します。

子どもの食事は、ひとくちに離乳食といっても初期食から中期食、後期食などいくつかの段階があります。一般的に離乳食は月齢に応じて調整していきますが、障がいによって月齢に応じた摂食嚥下機能が発達していない場合は、教科書どおりの離乳食をあげていてもきちんと食べられないことも多くあるのです。

具体的には離乳食の最初はペースト状のものからスタートして徐々に形のある食べ物に変えていき、食べ物を噛み砕くことを覚えさせていきます。食べ方の基本は1歳頃までには覚えていくといわれていて、離乳食も1歳～1歳半くらいで完了するように進めていくことが一般的です。ところが発達の段階で食べ物を噛み砕くことを習得できなかった場合、そのあとも食べ物を歯や舌で潰さずに丸飲みしてしまうことがよくあります。

もともと子どもは、特別に親が教えることをしなくても親など周囲の大人たちの食べ方を見て自然に学習していきます。ところが発達に問題があると、大人の食べ方を見て真似て学んでいくことがスムーズにできないことがあるのです。

そして一度このような食べ方になってしまうと、成長してから自然と正しい食べ方に治ることはあまりありません。本来は早い時期に保護者が気づいて専門家に相談するのが望ましいのですが、実際にはなかなか気づかれずにそのまま成長してしまうことも珍しくはないのです。また、仮に保護者が自分の子どもの食べ方がおかしいことに気づいたとしても、そうした悩みを相談する場所が極めて限られているのも現状です。

障がいをもつ子どもが抱える嚥下のトラブル

数十年前までは、食べたり飲み込んだりする機能がどのように成長していくのか、あまり研究が進んでいませんでした。しかし、摂食嚥下に関する研究が進むにつれて、障がいをもつ子どもたちはやはり食べ方に問題があるため、誤嚥性肺炎や窒息事故のリスクが高いことが明らかになってきたのです。その結果、現在では障がいをもつ子どもに対する摂食嚥下リハビリの必要性が指摘されるようになっています。

障がいをもつ子どもの食べ方に関する問題はさまざまなものがあります。一例を挙げると、健常な人はつばを飲み込むときに口を閉じて飲み込みます。口を開けたままつばを飲もうとすると、難しくてなかなか飲み込めないと思います。

ところが障がいをもつ子どもの中には、そのような飲み込み方をしている子どももいま

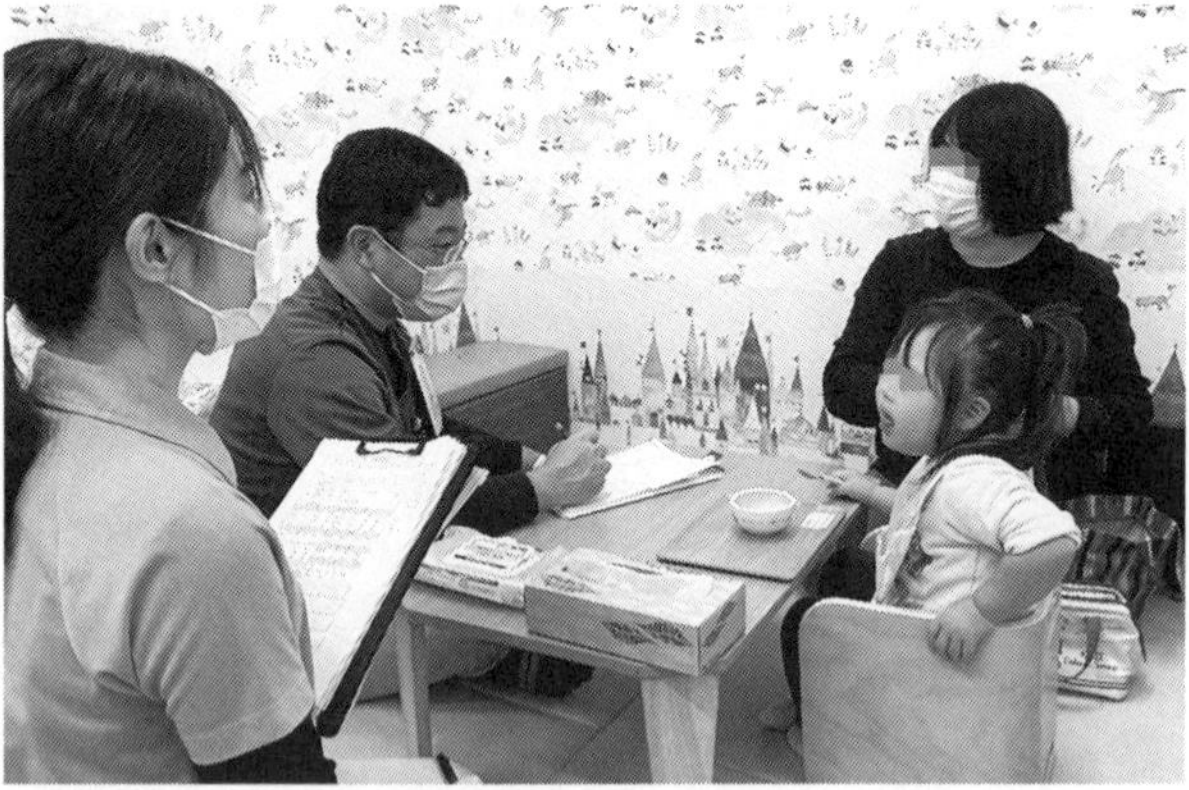

摂食嚥下の専門知識と技術を併せもつ障害者歯科学会専門医が、嚥下指導にあたる「食べれる外来」

す。口の周辺やのどが絶えず緊張しているため、口を開いたまま飲み込むしかない状態になってしまっているのです。こうした子どもは、口の中に食べ物を入れても舌や歯で噛んだり潰したりすることができません。

そのため顎を支えて口を閉じさせて、口を閉じたまま飲み込むほうが楽であることをトレーニングによって教える必要があります。通常はこうしたことは教えなくても自然と覚えることですが、障がいをもつ子どもには時間をかけて教えてあげなければならないのです。もちろん受診時だけのトレーニングではなかなか身につきませんから、保護者に方法を伝えて家で繰り返し練習してもらうことが必要です。

食べれる外来を受診する患者で多いのが、ダウン症です。ダウン症の特徴として、舌を出しながら食べる食べ方になりがちですが、舌を出したままではしっかり口を閉じることができませんから、どうしても丸飲みになったり噛まないで飲み込んだりすることにつながってしまうのです。

そのほかには発達障害の子どもの受診も増えています。発達障害のなかでも自閉スペクトラム症などでは、こだわりが強く極端な偏食の子どももいます。3歳を過ぎてもミルクしか飲まないなど、絶対に白いものしか食べようとせず、白いご飯や豆腐などは食べますが、それ以外の色がついている食べ物はいっさい口にしようとしないのです。

こうした患者の場合は、口やのどの構造あるいは飲み込みの機能などに問題があるというよりは、知的能力や精神面で問題を抱えているケースもあります。しかし、現状ではそうした子どもの保護者が相談に行ける場所が限られているため、私たちの食べれる外来にこのような患者が多く受診しています。

まずは食事に興味をもってもらう

自閉スペクトラム症などで精神的な問題から食事ができない子どもに対する治療法は、まだしっかりと確立されたものはありません。しかしこれまで私たちが取り組んできた経験からいえば、まずは食事に興味をもってもらうことから始めるのが効果的と考えています。ほかの人がおいしそうに食べているのを見てもらい、興味をもってもらうことから始めて、少しずつ口に入れてみることで、食べる意欲がわくことがあります。こうしたことは保護者と協力しながら、根気よく患者ごとに適した方法を探していくことが重要です。

高齢者の嚥下や食事については、発達障害の子どもなどとはまた異なるアプローチが必要です。子どもの場合はどちらかといえば、発達を促す方向にリハビリや治療を進めていきます。これに対して高齢者の場合は、すでに獲得した機能が病気などで低下してしまったため、機能を回復させたり維持させたりする方向の治療が必要になります。

高齢者に対するアプローチでは、何歳になっても好きなものを食べる喜びを得られるように食べる機能をサポートします。具体的には、嚥下しやすくなるような嚥下体操を指導

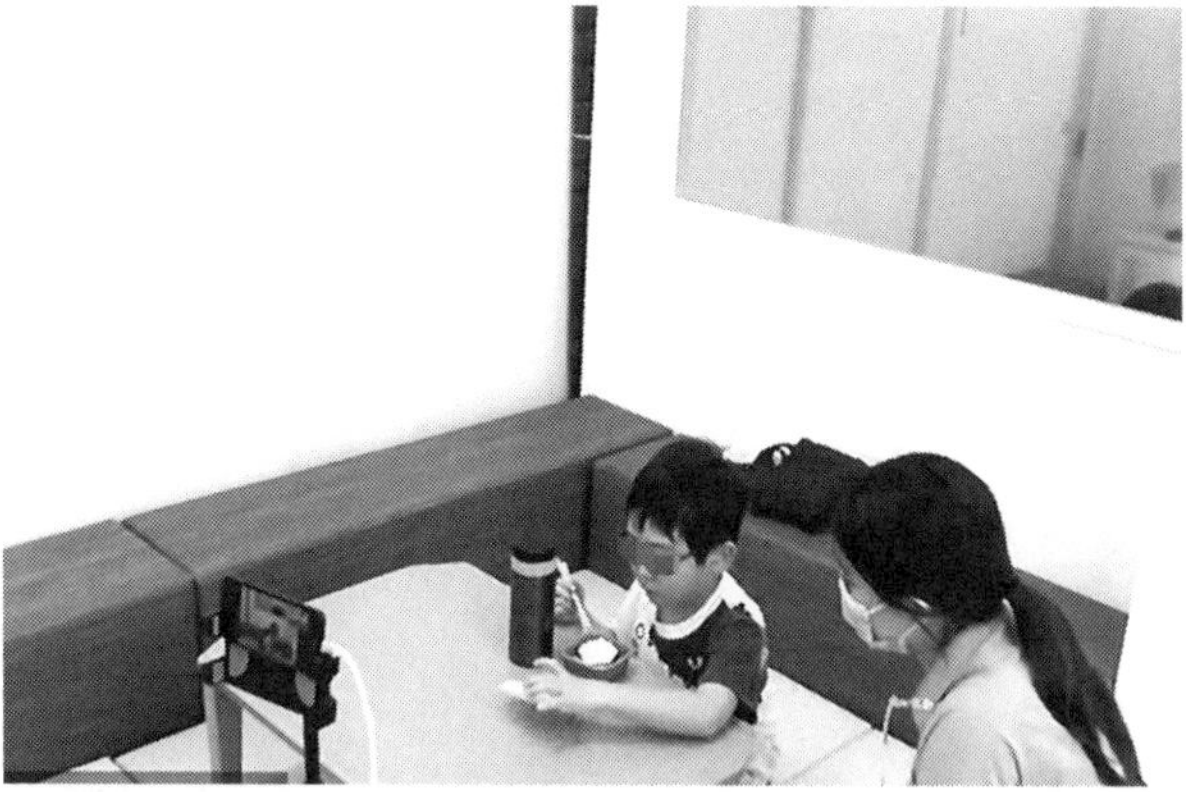

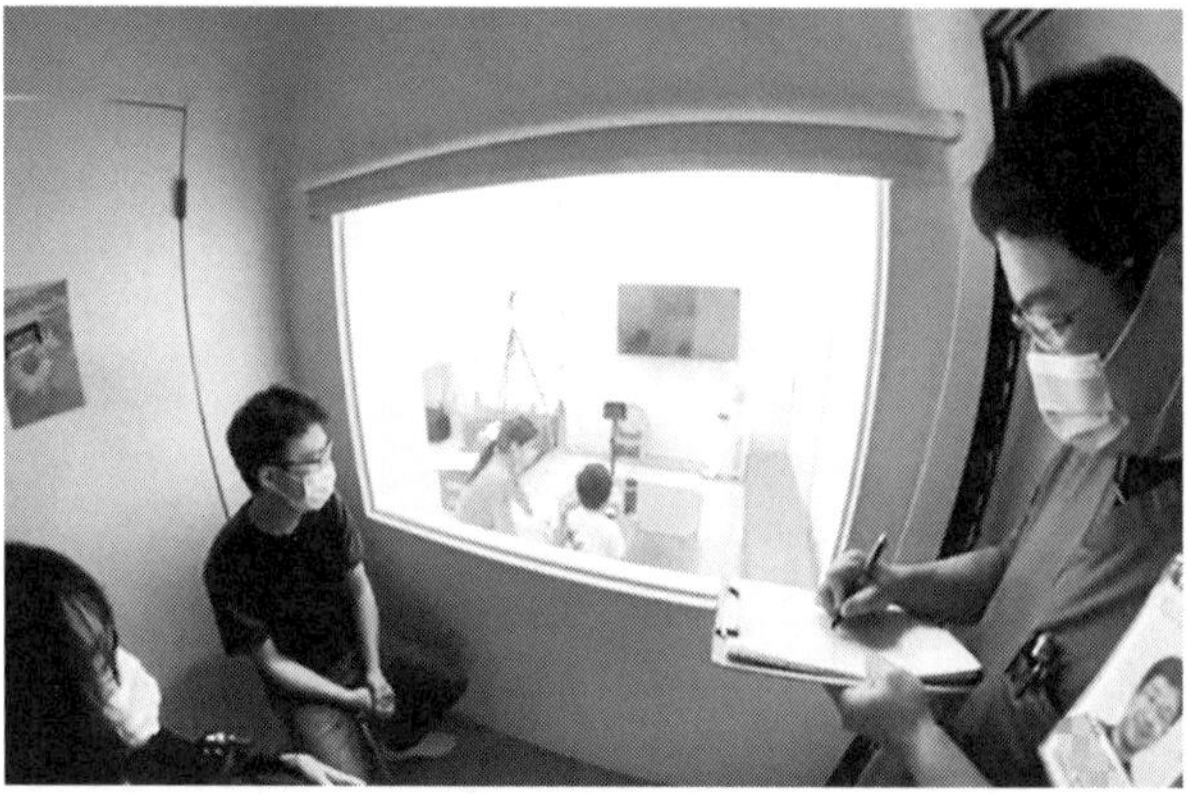

（上）食べれる外来の診療室内は、室外から観察されていることが子どもに分からないようマジックミラーが貼られている

（下）歯科医師がマジックミラー越しに子どもの食事の様子を観察し、その評価結果に基づいて保護者に説明とアドバイスをする

したり、マッサージ方法を伝えたりすることもあります。あるいは摂食嚥下機能がどの程度残っているかなどを診察したうえで、その人に合った食形態や食べ方などを管理栄養士と指導します。

歯科医療が必要な患者の2・4%しか訪問歯科診療を受けていない

高齢化の影響の一つに訪問歯科診療の問題があります。現役世代が多い時代では、患者が自分自身で病院へやって来て治療を受ける外来診療が中心でも問題はありませんでした。ところが2025年には団塊の世代が後期高齢者となり、2040年にはさらに団塊ジュニア世代が高齢者となるなかで、外来診療に通うことができない患者が急増することが想定されます。

患者が外来へ通うことができなくなったとき、頼れるのは訪問歯科診療です。しかしながら、現状では訪問歯科診療への取り組みは決して十分とはいえません。医療保険等による在宅サービスを実施している歯科医院は、全体の34・9%に上り、3割以上の歯科医院が何らかの形で在宅サービスに関わっています（2020年医療施設〈静態・動態〉調査

〈確定数〉・病院報告の概況）。しかしこの割合は高齢者の増加のペースに比べてほとんど増加していないのが現状です。

介護が必要となった高齢者の調査では、歯科医療や口腔健康管理が必要な高齢者は64・3％に上るものの、実際に歯科医療につながっている割合は2・4％にとどまっていることが報告されています（2040年を見据えた歯科ビジョン）。

口腔の健康が全身へ影響を及ぼすならば、さまざまな病気をもって自宅で療養する高齢者などへ歯科が訪問診療をして口腔健康管理をすることはますます重要になります。しかし実際にはマンパワー不足などから、地域を訪問して口腔健康管理をする歯科医師の数が十分ではありません。訪問診療をしようとすると、歯科医師1人の診療所ではその時間に外来診療を止めなければなりませんので、訪問診療をするために歯科医師が自分の昼休憩時間や、休診日を使っていることが珍しくありません。それも、今まで自分が長年外来で診てきた患者が困っているからと、自らも高齢になるなかで訪問診療をはじめ、さらに仕事量を増やし対応していることも少なくありません。

歯科医師に求められる役割が変化すると、歯科医師を養成するための教育も変化しなければなりませんが、訪問歯科診療についてもまだ十分に教育体制が整っていないという課題があります。知識としては「地域医療を実践するために訪問歯科診療が必要である」などと学ぶと思いますが、実践したり研修したりできる機会は極めて限られているのです。

同じ歯科診療といっても、外来診療と訪問診療ではゴールが異なります。外来患者は痛みや噛みにくさ、見た目の悪さなどなんらかの困り事を抱えて受診するので、その困り事を解決するのが大きな目的です。ですから、受診前とあとを比べれば、必ず受診後は状態が良くなっていなければなりません。

これに対して訪問診療は、死を前にした看取りまで関わることになります。また、ゴールの設定にしてもその人ごとに何を目指すかが異なるため、本人や家族から事情を聴いて丁寧なすりあわせが必要です。その過程では、どのような原因で要介護になったかを確認することも重要になります。要介護の原因が単に老化による人もいれば、がんの終末期の人、筋萎縮性側索硬化症（ALS）などの難病を患っている人などさまざまですから、病状や体の状態に合わせた歯科診療にあたる必要があるのです。

このように病状や要介護の原因、本人と家族の希望などをすべて照らし合わせたうえ

【図表5】 要介護者の歯科治療の必要性

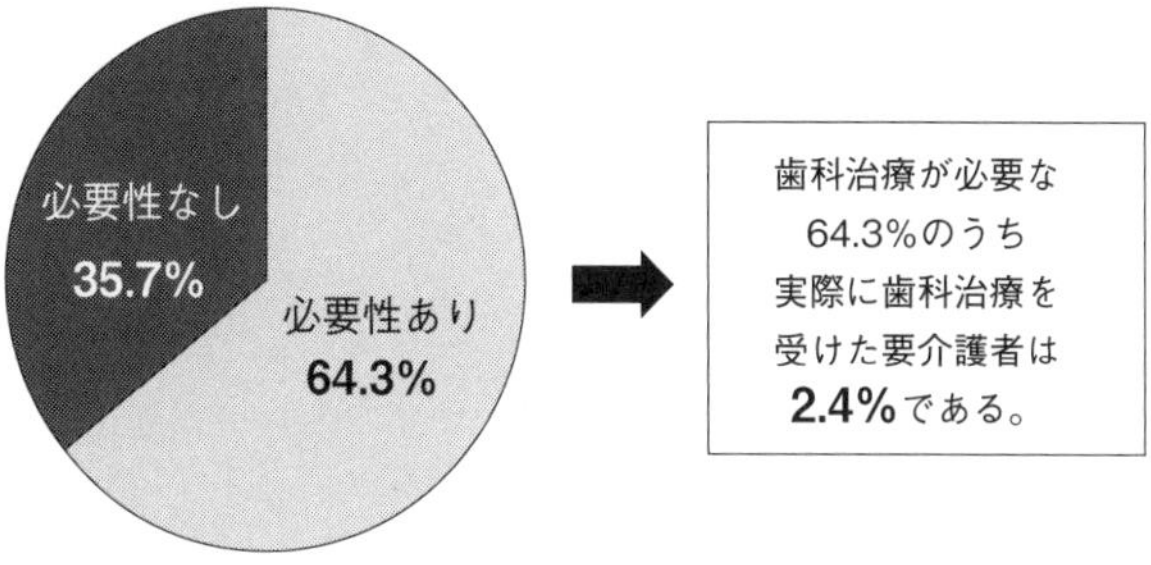

出典：公益社団法人日本歯科医師会「2040年を見据えた歯科ビジョン―令和における歯科医療の姿―」

で、ゴールを設定します。食事ができない場合は歯や噛み合わせに問題があって噛みにくいのか、それとも飲み込む力がないのかなどを診断したり評価したりしていきます。そのうえで、虫歯や歯周病を治療したり口から食べられるように摂食嚥下リハビリに取り組んだり、口腔衛生管理をしたりなど目標に応じて治療を進めていきます。

一般の歯科医師の外来診療では患者の口腔機能を回復させることが大きな目標でしたが、在宅では多くの場合、患者の口腔機能は低下していく一方なので、いかに口腔機能を維持させるかが主眼になります。私は今50代ですが、私より上の世代の歯科医師はほとんどの場合、歯学部教育でこうした患者への対応を習っていないのが現状です。

歯科治療ではレントゲンをはじめとしてさまざまな治療機器を使います。ところが訪問歯科診療では簡易的なポータブル機器だけを用い、患者宅のベッド上の不自由な環境下で治療しなければなりません。外来のように高さを調節できる診察台もなければライトもなく、すぐにうがいができるような装置もないのです。このように大きな制約があるなかでの診療になりますから、やはり慣れていなければ敬遠する歯科医師がいるのは無理もない話かとも思います。

ニーズが高まる訪問歯科診療

訪問歯科診療も地域支援型多機能歯科診療所に求められる役割の一つです。高齢化などによって訪問歯科診療も今後ますますニーズが高くなっていく分野ですが、1人で診療している診療所ではどうしても地域を回る時間を取ることができないことがあるからです。そのようなときに、外来受診ができない地域の患者を支えるのが地域支援型多機能歯科診療所の果たすべき役割といえます。

訪問診療というと、外来を受診できない高齢者をイメージするかと思います。しかし、

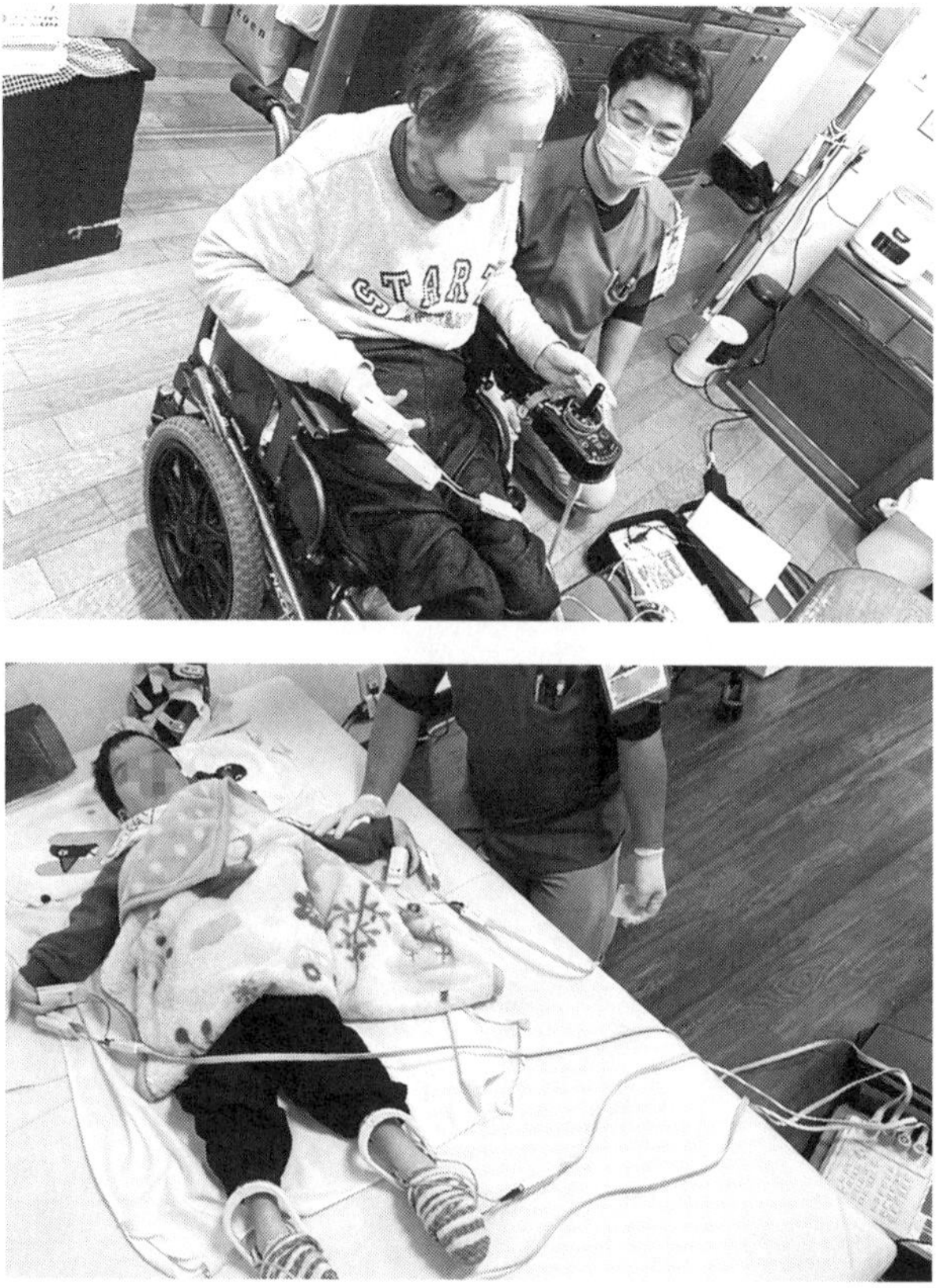

高齢者や障がい者の訪問診療では、座位や仰臥（ぎょうが）位でも体内の筋肉量や脂肪量などの測定が可能な体組成計（InBody S10®）を使うことで、身長や体重の測定が難しい患者の栄養状態をより客観的に評価できる

訪問診療の対象者は高齢者だけではありません。障がいをもつ人や医療的ケア児なども、訪問診療の対象者だからです。

私の診療所では専用の待合室を設けるなど、障がいをもつ人が受診しやすいように配慮しています。しかし外来を受診できるのは、どうしても自分で歩けたり車椅子での移動が可能な人だけになってしまいます。実際に在宅の場では寝たきりで車椅子に乗ることも難しかったり、口からではなくチューブなどから体内に栄養を補給する経管栄養など常時医療的ケアが必要だったりなどさまざまな理由から、外来受診すらできずに困っている人がいるのです。

こうした人に対して私たちは、歯科医師や歯科衛生士、管理栄養士など多職種が訪問歯科ユニットを用意して患者宅を訪問し、外来とほぼ同じ診療内容を提供しています。

食事や栄養面に不安がある人に対しては、訪問診療でも食べれる外来と同じように食べるためのトレーニングや食形態の工夫を伝えることも行っています。特に高齢者などは、食べられなくなると低栄養になったり脱水状態になったりして、あっという間に全身状態が悪化してしまいます。

そうしたことを防ぐために、市販の栄養補助食品の選び方や使い方を伝えたり、栄養バランスが良い食事について指導したりしています。あるいは誤嚥が多い人に対しては、検査してどこに問題があるのかを把握したうえで、サラサラし過ぎる形状で誤嚥が多いならばとろみをつけたり嚥下用のゼリーを使ったりなど、患者に合ったさまざまな方法を考えるのです。

歯科治療を諦めざるを得ない医療的ケア児

医療の進歩に伴って、障がいをもちながら地域で暮らす人も増えています。政府は地域共生社会をうたい、障がいをもつ人も施設から出て地域でともに暮らすことを提唱しています。そのため障がいをもちながら、外来で歯科診療を受けたいというニーズも増えているのです。

障がいと一口にいっても、高齢になって身体機能や認知機能が低下して障がいをもつようになった人から、精神疾患によって障がいをもつ人までさまざまです。近年増加傾向にあるのが、医療的ケア児です。医療的ケア児とは、ＮＩＣＵ（新生児特定集中治療室）などに長期入院したあとに、引き続き人工呼吸器や胃瘻《いろう》、痰《たん》の吸引、経管栄養などの医療的ケアが日常的に必要な子どものことです。

医療の進歩によって、かつては助からなかったような命が助かるようになりました。その一方で、医療的ケア児が増えています。2010年頃までは1万人前後で推移していたものが、2021年には2万180人と約10年で2倍に増えました。医療的ケア児といっても程度には幅がありますが、人工呼吸器や胃瘻など常時医療行為が必要な子どもの場合、外出するのも簡単ではありません。また、医療的ケア児の診療に慣れている歯科医師は決して多くはありません。

そのため歯の治療を受けさせたいと思っても外来診療に連れてくることができず、かといって医療的ケア児の治療をしてくれる訪問歯科を見つけることもできず、歯の治療を諦めざるを得ない子どもが少なくないのです。

医療的ケア児だけではなく、自閉スペクトラム症などの患者も歯科治療を受けることが困難な場合があります。こだわりが強かったり歯科に対する恐怖心が強かったり、あるいは治療中じっとしていることができなかったりなど、さまざまな理由から通常の診療ができないケースがあるのです。このような患者に対しては、障がいの特性に応じた歯科診療が必要になります。

これまでは、合併症をもつ患者や障がいがあって治療が困難な患者などは、大学病院などで治療するしかありませんでした。ところが歯科医師や歯科の大学病院は増えない一方で、高齢化の進行によって合併症をもつ患者などは急増していて、大学病院だけでこういった患者の受け入れをしているのでは限界を超えてしまうことが懸念されます。

医療的ケア児に対する訪問診療も実施

私たちは診療所内で歯科医師や歯科衛生士以外にも多くの職種と連携しており、在宅の場ではさらに多くの職種と連携の輪が広がります。訪問診療を受けている患者は、訪問診療の医師や看護師、リハビリ職、ケアマネジャー、介護職などさまざまな職種との関わりがあります。そのため私たちも歯科の訪問診療を通してケアマネジャーや介護職など、普段の診療ではあまり関わりのない職種とも深く連携していくことが求められるのです。

在宅の場での多職種連携は、主に患者宅の連携ノートを活用しています。今後はＩＣＴ

の活用がさらに進んでいくと思われますが、現状では私の診療所がある地域では主にノートが使われています。ノートには患者宅を訪問した介護職などが、患者の食事などについて気づいたことがあれば記入してくれます。日頃最も多く患者宅に出入りしているのは介護職ですから、介護職が気づいたことをノートで伝えてくれることが治療に役立つこともよくあります。

私の診療所では一つの高齢者施設で多くの患者の口腔衛生管理を行うよりも、個々のお宅に訪問診療する在宅の訪問診療が多く、4、5チームに分かれてなるべく近いエリアを効率よく回れるようにしていますが、家と家の間の移動には30分以上はかかることもよくあります。そのため訪問軒数は、現在のところ1日に6、7軒前後となっていて、これも今後さらに増えることが見込まれます。団塊の世代が後期高齢者になる2025年以降、外来受診できずに自宅で療養する患者は増加していくからです。

一方で、医療的ケア児や障がいをもつ人への訪問診療については、さらに周知していくことが必要だと考えています。歯科による訪問診療については一般社会にある程度浸透していますが、医療的ケア児や障がいをもつ人に対しても歯科の訪問診療があることはまだまだ知らない人も多いからです。

最近では地域の特別支援学校とも連携するようになったので、今後はもう少し多くの人に知ってもらう機会も増えてくるかもしれません。いずれにしても歯の治療が受けられずに困っている人を1人でも減らすために、医療的ケア児や障がいをもつ人の訪問診療についても広く知ってもらう機会をつくっていきたいと考えています。

がんの治療中の患者などにも対応

障がいによって治療が困難な患者だけではなく、リスクが高い患者には、がんの治療中あるいは治療後の経過観察の患者なども当てはまります。今は、抗がん剤の治療なども入院ではなく外来で行うことが増えてきました。また、治療後の寛解状態になると、一見してがんの闘病を経験したとは分からないほど元気に過ごしている人も多くいます。

そのような場合、患者自身も自分ががんの治療後であるということを特に自覚せず、ごく自然に過ごしていることが珍しくありません。そのため歯の痛みや歯周病などが気になったときに、問診票などにがんの既往歴があることや治療後であることを記入しないで、そのまま治療を受けてしまうことも多々あるのです。

もちろん患者の状態や治療内容によっては、特別な配慮をしないで歯科の治療を受けても問題ないケースもあります。しかし、がんのような命に関わる病気をした患者の場合は、そうではない患者に比べてリスクが高いのも事実です。そのためどのようながんでどのような治療を受けたのかなど、事前にしっかり確認することが重要になります。

手術前の口腔ケアで入院日数が短くなる

最近ではがん治療に限らず入院前の患者に口腔衛生管理（歯科衛生士による口腔ケア）を行うことが普及しつつあります。手術などの前に口腔ケアを施すことで、入院日数を短くしたり術後の傷口から感染症を起こすリスクを減らしたり、呼吸器の感染症である肺炎を予防したりなどの多くのメリットがあることが分かってきたからです。

どうしてこのようなメリットが得られるかといえば、口の中には実に多くの細菌が存在しているからです。これらの細菌は、健康なときであれば特に問題になりません。しかし、手術後の抵抗力が落ちた状態では、口の中の細菌が肺や血液中に入ることによって重篤な合併症を引き起こしてしまうことがあるのです。

例えば全身麻酔をするときは、呼吸をサポートするためのチューブを口からのどの奥を通して肺まで挿入します。このときに口の中が汚れて細菌だらけだと、気管や肺に細菌が入り込んで肺炎などの感染症を引き起こします。また、抗がん剤治療や放射線治療などは副作用として口内炎や味覚異常が起こりやすくなります。口の中が不衛生だと口内炎が悪化しやすいため、口腔内を清潔に保つことは副作用を軽減するためにも大切です。このように、術後の回復と口腔衛生管理は切っても切れない関係にあります。

実際に厚生労働省の調査でも、口腔衛生管理によって多くの病気で入院日数が短くなることが明らかになっています。歯科口腔外科はもちろんのこと消化器外科、心臓血管外科、小児科、血液内科の白血病・悪性リンパ腫など、調査をしたほとんどの診療科で、入院日数が10%以上も短くなっていることが分かりました（厚生労働省「口腔機能の管理による在院日数に対する削減効果」）。

このように口腔衛生管理が術後の健康に大きく関わっていることが明らかになったので、今では診療報酬上も「周術期等口腔機能管理料」という評価が行われています。これは医科で手術による治療を行う医師と歯科医師が連携して、手術前後の患者の口腔機能管理を行うことで、手術後の合併症を防いで早期の退院や社会復帰を目指すことを評価する点数です。このような診療報酬上の点数もあることから、最近では医師と歯科医師が連携して手術前に口腔衛生管理を行うことが定着しつつあるのです。

虫歯や歯周病があると薬の副作用で顎の骨が壊死するリスクがある

がん治療前後に気をつけるべきことは多くありますが、使っている薬剤によっては特別な注意が必要なことがあります。例えば抗がん剤やがんの骨転移を抑制する薬の一部には、副作用として根尖《こんせん》病変や歯周炎の歯肉が感染源となって、ひどいときには顎の骨が露出し痛みが続いたり膿《うみ》が出続けたりする顎骨壊死になる（薬剤性顎骨壊死、MRONJ）リスクがあるものもあります。薬剤以外にも放射線治療でも顎骨壊死のリスクがあります。その場合、医師と歯科医師が連携するため患者を通して情報共有し、そのような薬剤や放射線治療を使うことが事前に分かっていたら、あらかじめリスクとなる歯を抜歯するなどの対応が必要になります。また、がん以外に骨粗鬆症《そしょう》の治療でも薬剤性顎骨壊死が起こりやすい薬剤が使われることがありますし、糖尿病やステロイドの使用、喫煙もそのリスクを高めるとされています。

私の診療所にも顎骨壊死になった患者が受診することがありますが、非常に悲惨な状況の人もいます。人によっては口の中だけではなくほっぺたまで穴があいて、そこから膿を垂れ流すような人もいるのです。

感染が起こって膿が出ている場合は、ひたすら消毒を繰り返してなんとか感染を治めますが、数カ月やひどいときには数年単位の時間がかかることもあります。感染が治まったら手術を行いますが、腐り落ちてしまった骨は完全には元に戻りません。このようにがんなどの病気をもちながら口腔衛生管理をおろそかにしていると、ＱＯＬを著しく下げてしまうことにもなりかねないのです。

検査データは歯科医師の「共通言語」

歯科関係の検査も今後ますます重要になってくる分野の一つです。なぜなら、患者の状態を正確に把握してほかの歯科医師に伝えて、スムーズに病診連携や診診連携をするには検査が欠かせないからです。

地域支援型多機能歯科診療所の重要な機能に、地域の歯科医院との連携があります。普段の検診や可能な診療は地域の歯科医院が担い、患者宅への訪問が必要になったり全身麻酔の処置が必要になったりなどしたら地域支援型多機能歯科診療所に紹介し、難しい部分の治療が完了したら再び地域の歯科医院へ逆紹介する循環によって、最大限に医療資源が有効活用できるからです。

ところが現状でこの連携のネックになっているのが、患者の口の状態を数値として正確に伝える手段が少ないことです。医科の場合であれば、患者を専門の医療機関へ紹介する際に必ず検査値データなどの医療情報を添えて紹介すると思います。そしてしかるべき治療を行い、地域の開業医へ患者を戻すときには、どれだけ状態が改善したかをやはりデータで伝えるはずです。

これに対して歯科では、日々の診療で検査を行うことがあまりありませんでした。検査値データがいくつだからどのような治療が必要で、データがどのようになったら治療が完了という数値上の指標は現状ではほとんどないのです。ですから治療も歯科医師の経験などに基づいて行われ、治療の結果、患者が痛みを感じなくなったら、あるいは噛み合わせで不具合を感じなくなったら治療は完了など、歯科医師の経験や患者の感覚によった治療を行っているともいえるのです。

しかし、今後歯科医師が減少し、高齢化で地域の医療資源が枯渇していくなかで、このような主観に基づいた治療では不具合が生じます。なぜなら限られた医療資源を最大限に活用するには、地域の歯科診療所、総合病院、大学病院歯科、そして地域支援型多機能歯科診療所が有機的に連携することが何よりも重要になるからです。

そのときには、エビデンスとして明確な数値を介して患者の状態を伝えることが必要です。なぜなら検査データは、歯科医師同士の「共通言語」だからです。歯科診療所や総合病院、大学病院、地域支援型多機能歯科診療所が連携を深めるには、共通言語が役立ちます。

しかし、地域の歯科医院が個々で検査機器をそろえることは大きな負担になります。検査機器は高額なものが多いですし、正確に検査を行うにはある程度のトレーニングを積んだ人材も必要になるからです。だからこそそうした役割を地域支援型多機能歯科診療所が担うことには意味があります。地域の歯科医院が日々の診療で必要な検査データを私たちのような地域支援型多機能歯科診療所が検査して共有することで、地域の歯科医院の負担を軽減しつつ、一層病診連携や診診連携が進むと思うからです。具体的な取り組みとして、私のクリニックでは「検査部」を設けています。専門的な検査に取り組む部門を設けることで、これまで「痛い」や「噛みづらい」といった患者の感覚でしか分からなかったことも数値化して、より根拠をもった説明ができるようになりました。

検査機器で口腔内の状態を正確に把握

口の中の状態を把握するために行う検査はさまざまにありますし、検査機器や治療に必要な装置も多様です。一例を挙げるとインキュベーターや口腔細菌検出装置、位相差顕微鏡、移動式遠心方式臨床化学分析装置、唾液検査装置などがあります。

インキュベーターは、温度を一定に保つための装置です。歯科治療の分野では、かつては口腔内の虫歯菌の培養検査に使われることが多かったのですが、私のクリニックでは主に口腔内常在菌であるカンジダ菌の培養検査に使われます。カンジダ菌は誰の口の中にも

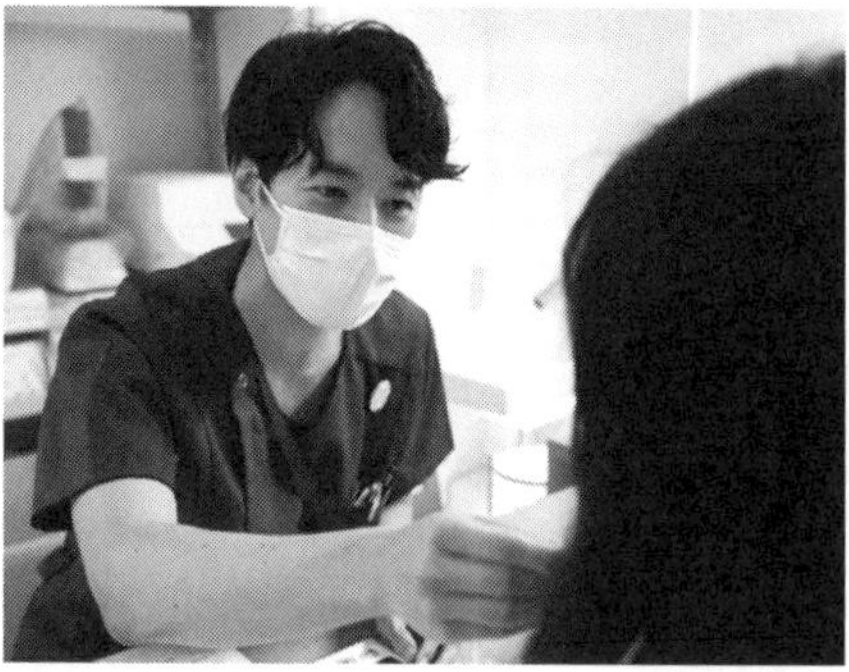

検査を専門に行う「検査部」は全国でも数軒しかやってない珍しい取り組み。詳しくは左の二次元コードで紹介

いて、増え過ぎると舌の痛みなどの症状が出ることがあります。また、義歯の下や上顎などにも増えて、粘膜の炎症を引き起こすことがあるので注意が必要です。

口腔細菌検出装置は、口腔内細菌の量を簡単に計測できる装置です。その生物特有の遺伝子を増幅させることによって、生物がいるかいないかを調べるＰＣＲ法を用いることで、45分程度の短い時間で結果を知ることができます。この装置を使えば、歯周病の菌などがどれほどいるかを患者に示せるのです。歯間ブラシなどで歯に付着した細菌の塊であるプラークを採取して装置にかけると、歯周病のリスクの程度などが簡単に分かります。

位相差顕微鏡は、口腔内の細菌を生きたままリアルタイムで見ることができる顕微鏡です。また、移動式遠心方式臨床化学分析装置では、糖尿病の必須検査項目であるヘモグロビンA1cを計測できるほか、炎症マーカーであるCRPや高感度CRP（hsCRP）、早期腎臓機能障害のマーカーであるシスタチンCを即時に測定できます。糖尿病患者は歯周病が進行しやすいなど、糖尿病と口腔内の病気には相互関係があるといわれています。そのためインプラントなど大がかりな処置をする前には移動式遠心方式臨床化学分析装置などを使って全身状態を確認することで、安全に治療を行うことができます。

このほか、唾液検査装置もよく使われる装置です。唾液は個人ごとに性質が異なり、酸性度の高い人は虫歯になりやすいなどの傾向があります。唾液検査で唾液の性質を知ることは、治療の方針を決める際の材料になります。例えばごく初期の虫歯は、削らなくてもフッ素塗布や丁寧なセルフケアなどで再石灰化して回復することがあります。そのため診察して、症状によってはすぐに削らないで予防的措置で様子を見ることもあるのです。

しかし、唾液検査で虫歯になりやすいことが分かっていたら、小さな虫歯でも削って治療をしたほうがいいこともあります。唾液の性質から虫歯になりにくいことが予想される人は、初期の虫歯ならば削らずにフッ化物の応用などの処置を選ぶほうが良いのです。

また、近年では悪玉虫歯菌といわれる虫歯菌が存在することが分かってきました。これはｃｎｍ遺伝子をもつミュータンス菌のことで、脳出血などの血管トラブルを起こした人は口腔内に悪玉虫歯菌がいることが多いということが報告されています。悪玉虫歯菌は血管の豊富な歯肉から血管内に入り込み、血管の傷を治りにくくすることが分かっています。そのため、悪玉虫歯菌をもつ人は血管が破れやすくなり、症状の現れないような小さな脳出血を繰り返し、いずれ深刻な症状を伴う脳出血を起こしたり、脳にダメージが蓄積していくことで認知症のリスクが高くなったり、命や生活に関わる病気に見舞われやすくなります。

私の地域支援型多機能歯科診療所は、唾液検査で悪玉虫歯菌の存在の有無を判定することができる、日本でも2カ所しかない検査機関になっています。悪玉虫歯菌が存在する人は、これまでであれば「進行していないので様子を見ましょう」と言われていた慢性の虫歯や不適合補綴《ほてつ》物を積極的に治療したほうが良いと考えます。

初期虫歯を削って治療するかしないかは、これまでは歯科医師の経験などに基づいて判断することが多かったと思います。しかし将来的にはこうした検査を普及させ、客観的なデータに基づいて治療方針を決めていくことが求められると私は考えています。

さらに最近では虫歯や歯周病だけではなく、さまざまな全身疾患と口腔内の細菌との関わりが研究されています。例えば心筋梗塞や脳梗塞、認知症など多くの病気と口腔内細菌との関連が指摘されつつあるので、今後はますます歯科診療のなかで検査の重要性が高まるとも考えられます。

オーラルフレイルやドライマウスも検査、診断へ

歯科で行われる検査にはオーラルフレイルやドライマウスなどを調べるものもあります。オーラルフレイルの検査では①口腔内の衛生状態②口腔内の乾燥状態③噛む力の強さ④舌や唇の動き⑤飲み込みなどに必要な舌の力⑥咀嚼機能⑦嚥下機能などについて検査して評価します。

例えば口腔内の衛生状態では舌の汚れを評価し、口腔内の乾燥は口腔水分計やガーゼを噛んでもらう検査方法などで調べることができます。このほかにもそれぞれの項目を正し

く評価するには、舌圧計や咀嚼能力を検査する機器などさまざまな機械が必要です。こうした検査機器を個々の歯科医院がそろえるのは大変ですが、地域支援型多機能歯科診療所が地域の検査機能を担うことで、個々の歯科医院の負担を抑えつつより正確な診断・治療の実施へとつながります。

このように今後の病診連携や診診連携、より的確な診断・治療のためには歯科診療においても客観的な検査データに基づく診療が普及することが必要です。その一方で課題となるのは、現状では歯科における検査に健康保険による診療報酬がついているものが少ないことが挙げられます。

50歳以上の患者に対するオーラルフレイルの検査など、一部の検査には診療報酬がついているものもあります。しかし、その他の多くの検査は現状では患者の全額自己負担になってしまっているのです。この点については、今後はこうした検査が患者の治療上に大きなメリットがあることなどを客観的データとして示して、厚生労働省に診療報酬で認めてもらうように働きかけていくことなども必要かもしれません。

歯科診療において必要な診療報酬を認めてもらうためにも地域支援型多機能歯科診療所

は役立ちます。なぜなら、診療報酬上で診療行為が評価されるには、その行為が患者の利益になっているという客観的なエビデンスが絶対に必要だからです。そしてエビデンスをつくるには、データを集めたり研究論文としてまとめたりしたうえで、学会を通して発表していくことが必要です。

このようなことは、個々の歯科医院の歯科医師が単独でやることは非常に困難です。また、もちろん研究などは大学病院が中心になって行われていることでもあります。しかし、地域支援型多機能歯科診療所は日々地域の患者が受診するため、多くの臨床データを集めることが可能です。そしてしっかりエビデンスとしてまとめていくだけのマンパワーや教育環境もあるのです。

だからこそこうした利点を活かして、現場で活躍している歯科医師たちの努力がしっかり診療報酬にも反映されるように、データやエビデンスを出していかなければならないのだと考えています。

［第4章］

スキル向上、専門性の発揮、多職種連携 地域支援型多機能歯科診療所は次世代の歯科医師の教育・育成の場となる

歯科専門医の取得者はわずか5%

地域支援型多機能歯科診療所には、全身麻酔や静脈内鎮静法によって通常の歯科診療が困難な患者に対応することなどに加えて、歯科医療業界全体に役立つために幅広い役割が求められます。そして求められる役割の一つとして、高い専門性をもつ歯科医師がそのスキルをより一層向上させ、日々の診療で十分にスキルを発揮できる環境を整備することがあります。

2018年4月に日本歯科専門医機構が設立されるなど、歯科医師が専門性をもつことで医療の質を上げていこうという取り組みが進められています。かつては歯科医療に対するニーズは虫歯治療や歯周病治療などがメインでした。しかし現在ではそれに加えて、口腔機能を維持したり回復させたりする方向に変わりつつあります。このように患者ニーズが多様化する現代は、1人の歯科医師がすべての専門性を高めることは困難です。そこで、各領域の専門医を養成し、より専門性の高い歯科診療を展開していこうと歯科医療業界全体で取り組んでいるのです。

現状では、広告可能な歯科医師の専門性に関する資格は「口腔外科専門医」「歯周病専門医」「歯科麻酔専門医」「小児歯科専門医」「歯科放射線専門医」「補綴歯科専門医」の六つです。医科の分野では専門医の取得が進んでいて、医師は自分の専門領域の診療のみに専念することが一般的になっています。実際に、厚生労働省の調査によれば医科では62％の医師がなんらかの専門医を取得しています。これに対して歯科で専門医の資格を取得しているのはわずか5％で、圧倒的に専門医の資格をもたずに診療している歯科医師が多くなっているのです（「2020年医師・歯科医師・薬剤師統計の概況」）。

もちろんこれは、歯科の広告可能な専門医資格が2020年時点で五つに対して、医科の広告可能な専門医資格は57と10倍以上に上るといったことも理由として挙げられます。しかし、いずれにしても歯科医師は専門医の数が少ないのが現状で、これに対して今後は専門医を増やしていく方向性が示されているのです。

地域支援型多機能歯科診療所は専門医の受け皿になる

こうした状況に対して私たちの地域支援型多機能歯科診療所には、専門性の高い歯科医師の受け皿としての機能が求められています。地域支援型多機能歯科診療所では多様な専門性をもつ歯科医師が活躍しているので、それぞれの歯科医師が自分の専門分野に特化できる環境があるからです。歯科麻酔の専門医は、看護師など必要な職種がそろった安全な環境下で全身麻酔などに専念できます。あるいは歯周病や小児歯科、口腔外科など自分のもつ専門性を活かした治療が実践できるのです。

実際に私の診療所には、大学で高い専門性を身につけたうえで、次なる活躍の場を地域に求めてやって来た歯科医師が何人も在籍しています。そうした歯科医師たちに話を聞くと、やはり自分の専門分野に専念できる環境を探していたという人がほとんどです。常勤で全身麻酔と静脈内鎮静法を担当している歯科麻酔の専門医は、大学を退職したあとに地域での働き先を探した際に「全身麻酔もしてもらいたいが通常の虫歯治療などもやってほしい」と言われることが大半だったと言います。しかし、大学で何十年も麻酔を行ってきた専門性を活かしたくて、私たちの地域支援型多機能歯科診療所に来てくれました。ここでは多くの歯科医師が活躍しているので、高い専門性をもつ歯科医師は専門分野のことだけに集中できるのです。

大学以外の場でも専門性を発揮できる

私たちの地域支援型多機能歯科診療所には別の大学病院で、口腔検査やドライマウス外来などに従事していた女性の歯科医師もいます。彼女は40代半ばにさしかかった頃、女性特有の体調やメンタルの変化に悩まされ、大学病院の退職を決意しました。退職自体は自分自身が考えて決断したことなので後悔はなかったと言いますが、それでも悩んだのは、それまで長年取り組んできた口腔検査やドライマウスに関する仕事ができなくなることでした。

退職しても地域の歯科医院で歯科医師として働くことはできますが、小規模の医院では口腔検査やドライマウスの治療に特化した仕事は困難です。ここで彼女は大きなジレンマを抱えました。さまざまな事情から大学病院で働き続けることは困難でしたが、一方で研

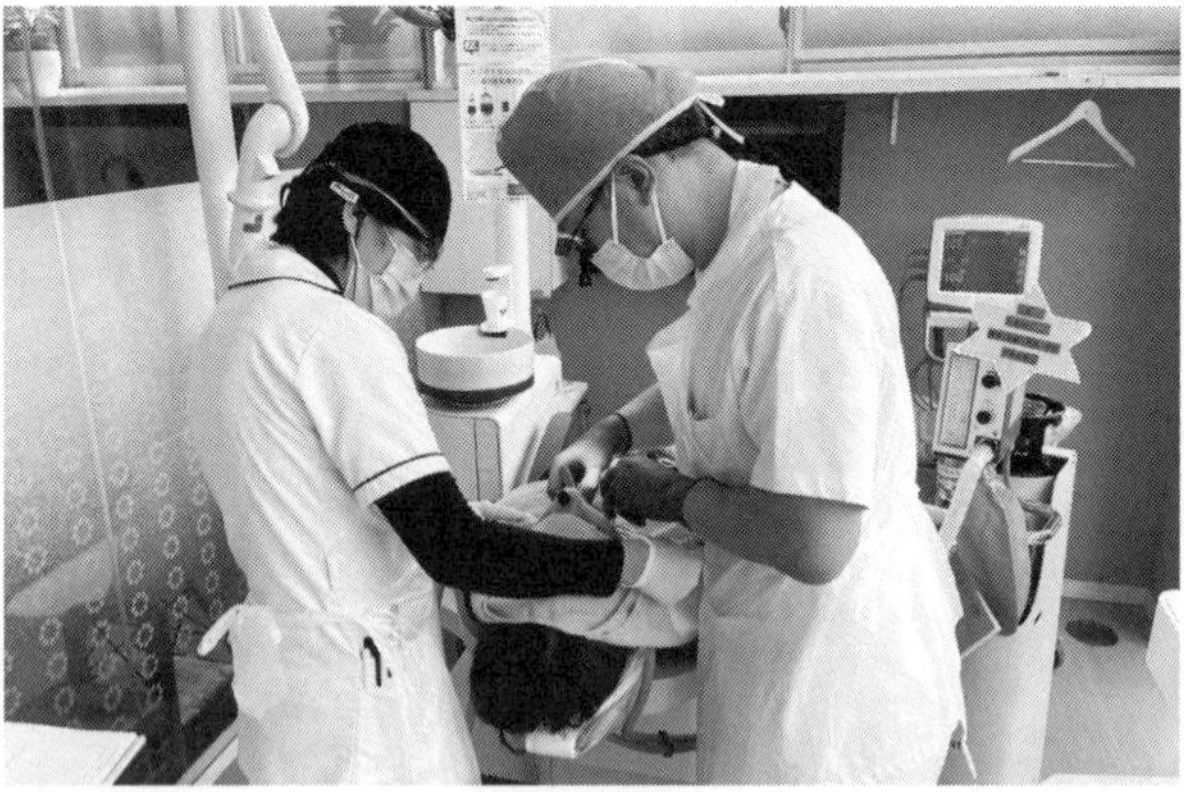

地域支援型多機能歯科診療所では歯科麻酔専門医と口腔外科専門医が協力して治療にあたる

鑽を積んできた口腔検査やドライマウスの治療は継続したかったからです。このような歯科医師にとっても、地域支援型多機能歯科診療所は受け皿となって活動をサポートする役割を果たします。

彼女の場合、地域支援型多機能歯科診療所のような場所がなかったら、歯科医師の仕事を辞めてまったく違う仕事をしていたかもしれないと言っていました。専門性を追求し、研鑽を積むためには大学病院や総合病院は最適な場所です。その一方で、女性の歯科医師が増えている現状や多様な働き方が支持される現代は、専門医の活躍場所が大学病院や総合病院に限られているのは患者にとっても歯科医師自身にとっても不幸なことです。

歯科医師にとってはなんらかの事情によって大学を退職すれば、それまでのキャリアがリセットされてしまいます。患者にとっても、専門性の高い医療を大学病院や総合病院でしか受けられないのは損失です。医科と異なり歯科はそもそも大学病院の数が少ないため、通える範囲に大学病院がある患者ばかりではないからです。

削らない歯医者がいてもいい、多様な専門性を発揮する時代へ

地域支援型多機能歯科診療所はそれぞれの歯科医師がやりたいことを応援する場でもあります。口腔検査やドライマウスが専門の歯科医師は、なんとなく体調が悪いという自覚はあるものの、検査をしても原因となる病気が見つからない状態の不定愁訴の悩みを訴える患者への取り組みもしていました。患者本人は頭痛やめまい、疲労感、不眠、イライラ感などさまざまな症状を感じていても、はっきりとした原因が分からないのです。

原因が分からないため、不定愁訴に対する治療法も確立されたものはありません。人によっては心療内科などでメンタルケアを受けることもありますし、産婦人科でホルモンバ

ランスを診てもらうこともあります。

実は不定愁訴に対しては、歯科診療の面からアプローチすることもできます。なぜなら、不定愁訴には口の乾きや味覚の異常、舌の痛み、口の中の痛みなど口周りに関する症状も多いからです。このような症状で悩んでいる人のなかには、なかなか治療してくれる歯科医師にたどり着くことができずに困っている人も大勢いるのです。しかし、口周りのトラブルである以上、歯科が責任をもって対応すべき問題ともいえます。

私の診療所の専門医は歯科大学病院を退職したあとも不定愁訴の治療を続けています。歯科麻酔専門医にしても不定愁訴や検査を専門とする歯科医師にしても、一般的な虫歯治療などはまったくやっていません。不定愁訴などは、完全に内科的な診療のみです。

私はそれでも構わないと考えています。多くの歯科医師が活躍するなかで、歯を削らない歯科医師がいてもよいと考えるからです。

あるいは訪問診療に特化したいと考える歯科医師がいたら、訪問診療だけに専念しても構いませんし、摂食嚥下を診たい歯科医師ならば嚥下だけを診療してもいいのです。歯科医療に対するニーズが多様化するなかで、歯科医師のあり方の正解は一つではありません。多様な専門性をもつ歯科医師が活躍するからこそ、地域全体あるいは日本全体で見ていくと、歯科診療全体の質が向上すると信じているからです。

このように地域支援型多機能歯科診療所は、高い専門性をもつ歯科医師がキャリアを途切れさせずに、働きやすい働き方で仕事を続けられるようにサポートします。そして歯科医師が専門性を発揮しやすい環境を整えることで、その恩恵を患者や歯科医療業界全体へ還元できるのです。

歯学部卒業前後の学生や研修医たちと話をしていると、本当は専門性の高い分野を学ぶために大学院への進学をしたいけれど、卒業後に専門性を発揮できる勤務先がほとんどないという現状から、大学院への進学を諦める人も多くいるということです。地域支援型多機能歯科診療所が各地域にでき、専門医が大学病院や総合病院以外でも地域で活躍できる体制ができれば、学生や研修医たちも安心して大学院へ進学し、高い専門性を身につけることができます。私たちは大学院へ進学する歯科医師を増やし応援していきたいと考えています。

すでに高い専門性をもつ歯科医師のキャリアをサポートするだけではなく、これから専門性を高めたい歯科医師、あるいは歯科医師としての第一歩を踏み出したばかりの若手育成の面でも地域支援型多機能歯科診療所は必要な役割を果たします。

歯科医師としてのキャリアを踏み出す臨床研修

大学院進学応援のほかに若手育成のために取り組んでいるのが、研修医の受け入れです。歯科医師臨床研修制度は医師の臨床研修制度が必修化された2年後の2006年に、従来の努力義務から必修化する形でスタートしました。これに伴い、歯科医師は国家試験に合格したあと、厚生労働大臣が認めた歯科医師臨床研修施設において1年以上の研修が必修となりました。私の地域支援型多機能歯科診療所は歯科医師臨床研修施設として、毎年多くの研修医を受け入れています。

歯科医師臨床研修施設とは厚生労働大臣が卒業後の歯科医師の臨床研修を実施するのに適当と認めた指定施設であり、単独型、管理型、協力型の三つの類型に区分されます。単独型臨床研修施設とは、その施設だけで研修を行えるタイプの研修施設です。管理型臨床研修施設とは、複数の臨床研修施設で研修をする場合に、その研修を管理する立場となる施設のことを指しています。複数の施設で臨床研修をする場合は、管理型臨床研修施設で

3カ月以上の研修を実施することが求められています。

協力型臨床研修施設とは、複数の臨床研修施設で研修をする場合、管理型臨床研修施設と共同で研修を行う施設のことです。管理型臨床研修施設と同様に3カ月以上の研修を行うことが求められます。協力型臨床研修施設がグループで研修を行う場合は、曜日や週単位、月単位で異なる施設での研修も可能になります。

私の施設は大学の協力型臨床研修施設としての研修医受け入れ実績を挙げ、2016年には管理型臨床研修施設および単独型臨床研修施設の認定を受けて、翌2017年度から毎年複数の研修医を受け入れています。

卒業後の臨床研修は歯科医師としての経験を積んで臨床能力を高め、質の高い診療を提供するために非常に重要です。歯科医師は学生時代にも臨床実習を行いますが、臨床実習ではまだ歯科医師免許をもっていないので、できることは限られます。実習内容は大学によって異なりますが、実際に患者を治療するよりは見学などが多くなってしまうのです。

これに対して臨床研修では、すでに国家試験に合格したあとの研修なので内容は大きく異なります。たとえ研修医であっても1人の歯科医師として、実際に患者と向き合うこと

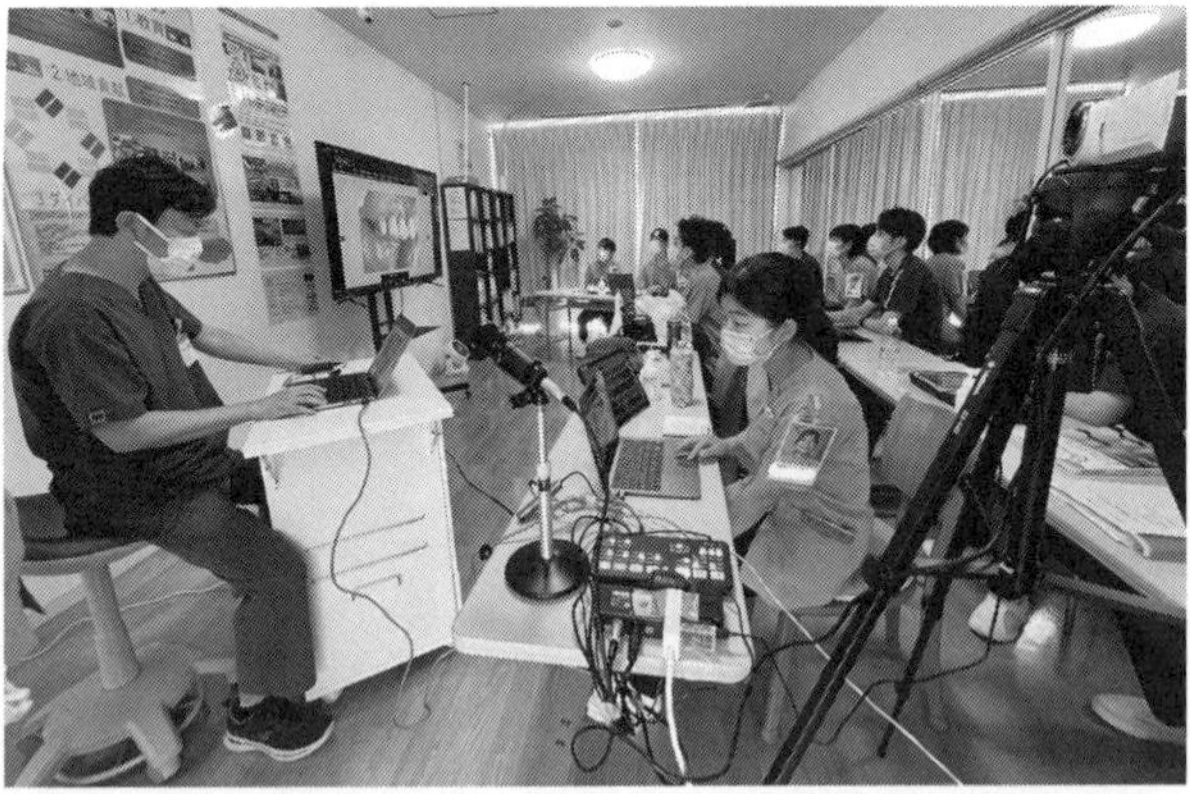

研修会は歯周病学会専門医によって開催されている

が求められるのです。一方で、まだ卒後1年目で右も左も分からない時期ですから、この時期にどこでどのような研修を受けるかはその後の歯科医師人生を大きく左右するともいえます。

臨床研修で同期だった仲間とは、一生の仲間になることもあるはずです。あるいは臨床研修中に出会った先輩の背中を見て、自分のなりたい歯科医師像を描く人もいるかもしれません。さらには指導医から熱心に指導を受けることで、その後の専門分野を選ぶヒントを得られるかもしれないのです。

9割近くの歯科医師が診療所で働いているのに、ほとんどの研修医が大学で研修を実施

研修を行う施設には、大きく分けて大学病院とその他の病院、歯科診療所があります。学生が研修先を選ぶ際には多様な研修施設から選ぶことが望ましいのですが、実際には8割以上の研修医が歯科大学や医科大学などの大学（附属）病院で研修を受けています。そして、研修医の5割以上が自分の出身大学の附属病院でそのまま臨床研修を受けているのです（厚生労働省「令和2年度歯科医師臨床研修修了者アンケート調査」）。

もちろん大学は教育機関ですから、研修先として真っ先にイメージするのは当然です。しかし大学で研修を受けた歯科医師たちがその後、どのような進路を歩むかといえば、研修終了後約9割は歯科診療所で従事します（厚生労働省「令和2年医師・歯科医師・薬剤師統計の概況」）。さらに予想する10年後の働き方（複数回答）に関する調査では「歯科診療所に勤務」がトップで51％、次いで「歯科診療所を開設・管理」が42・6％と、研修医の約半数が10年後の働き方として歯科診療所で働いていると予想していました（厚生労働省「歯科医師臨床研修を取り巻く状況」）。

【図表6】 歯科医の研修先と勤務先

● 研修歯科医の研修先（2016年4月1日時点）

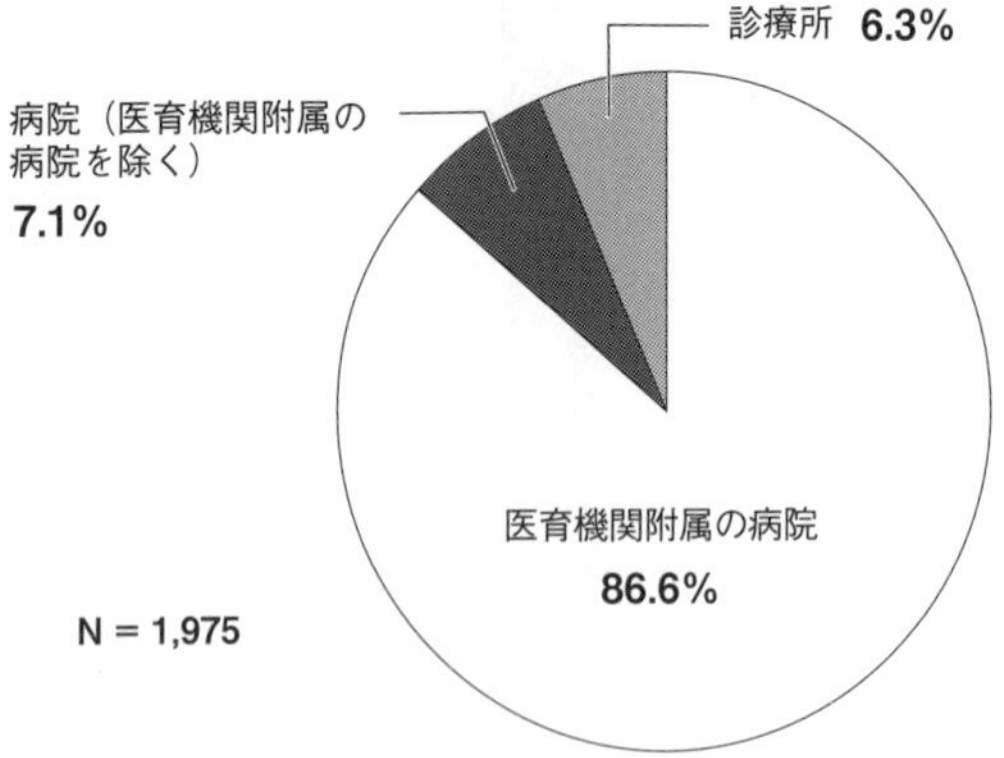

● 施設・業務の種別にみた歯科医師の割合（2016年12月31日時点）

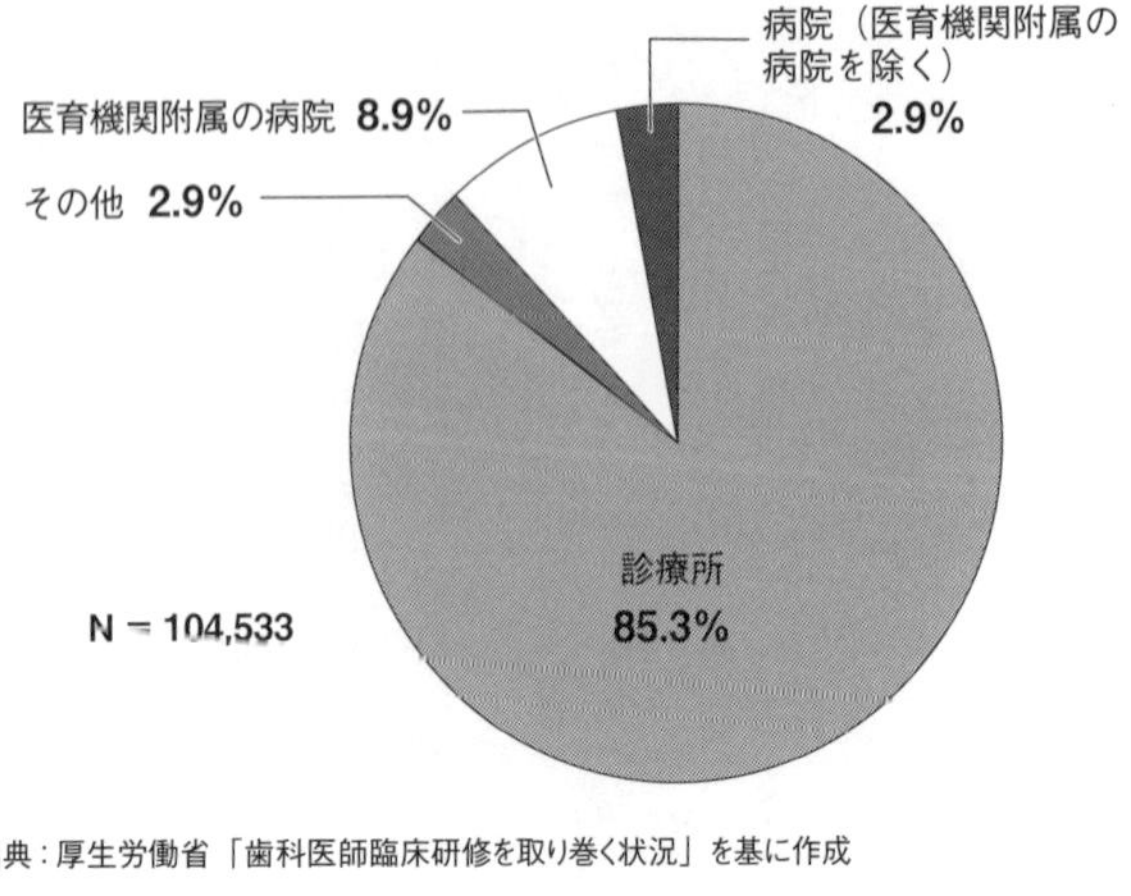

出典：厚生労働省「歯科医師臨床研修を取り巻く状況」を基に作成

このように見ていくと、多くの歯科医師が将来の進路として歯科診療所を想定していて、実際に9割近くが歯科診療所で働いているにもかかわらず、診療所で研修を受けている研修医は少ないことが分かります。

訪問診療の研修を受けていないのは4割以上！

研修が大学病院に偏ることで、訪問診療の研修を受けたことのない歯科医師が多くなります。研修を実施するにあたっては、それぞれの臨床研修施設が厚生労働省の定める臨床研修の理念に沿った研修プログラムを作成し、プログラムに沿って研修を実施します。例えば1年間のうち前半の数カ月は大学病院で一般歯科や口腔外科を学び、後半の数カ月は協力型の臨床研修施設で地域医療を学ぶなど、それぞれの大学病院が独自にプログラムをつくっているのです。

プログラムには、一般歯科や口腔外科、地域医療、患者の全身管理、多職種とのチーム医療など歯科医師として身につけるべきさまざまな内容が盛り込まれています。研修医は各施設の研修プログラムを見て、自分に合った研修先を選ぶことができるのです。

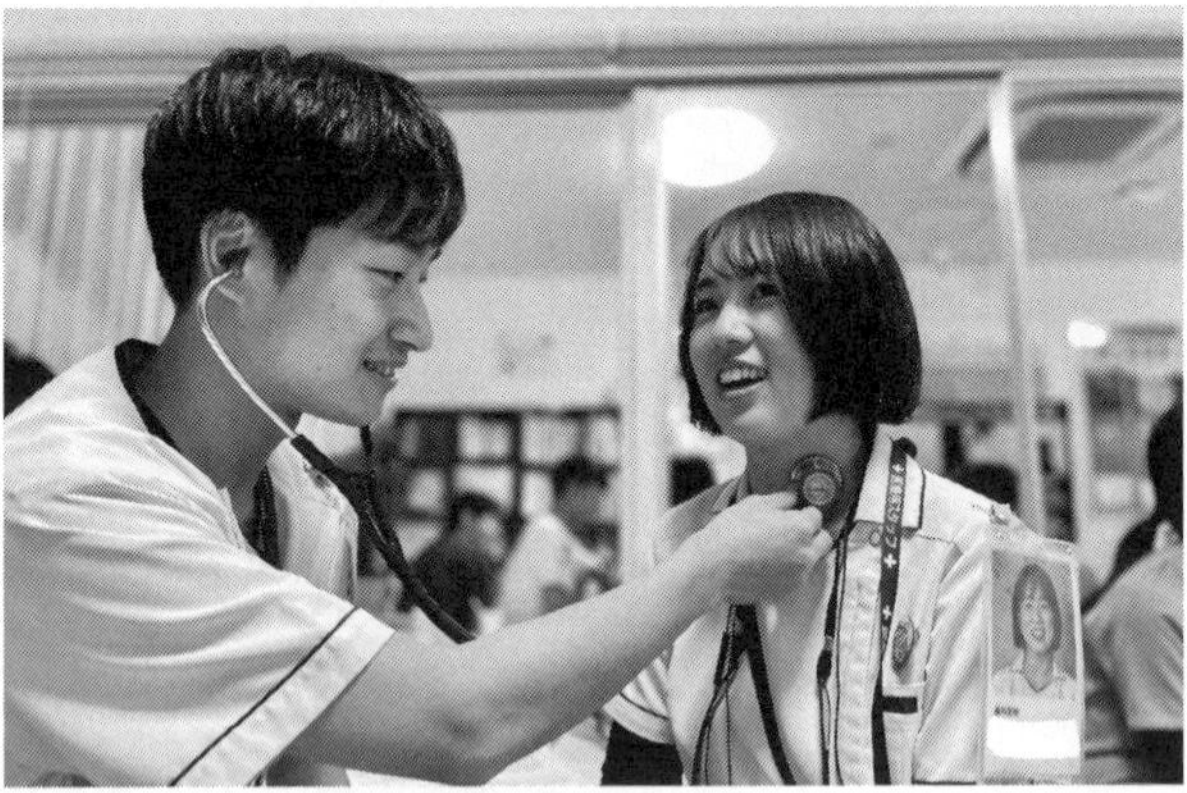

嚥下評価の相互実習をする研修歯科医たち

ところが訪問診療と入院手術については、7割以上の研修医が実施可能な研修プログラムを選択していたものの、訪問診療を経験できたのは半数強にとどまり、4割以上が研修を受けていないのです。その大きな理由は、大学病院の多くは特定機能病院で、高度の医療の提供、高度の医療技術の開発および高度の医療に関する研修を実施する能力等を備えた病院として、地域のプライマリケアを担う診療所や病院とは機能分化をしているため、歯科の訪問診療の症例が少ない、あるいは制度上できないことだと考えられます。もともとの症例数が少ないため、すべての研修医が訪問診療を経験することが難しいのが現状です。これに対して入院患者に関する経験をしたことがない研修医は23・9％と、訪問診療の未経験に比べて半数程度になっています。これはやはり大学病院という性質上、地域医療やプライマリケアよりも入院や急性期中心の研修になっているのだと思います。

しかし、これから活躍する若い歯科医師たちが訪問診療を経験できずに臨床現場へ出てくることは大きな問題となり得ます。２０２５年以降、団塊の世代が後期高齢者になると自ら外来を受診できない高齢者が増加することが予想されているからです。まだ元気な高齢者は外来を受診できますが、介護度が高くなったり複数の病気を患って療養生活を送ったりするようになると、外来を受診することもできなくなってしまいます。その結果として口腔状態が悪くなり、誤嚥性肺炎をはじめとするさまざまな感染症や全身疾患のリスクが高くなってしまうのです。このようなことを防ぐためには、多くの歯科医師が歯科の訪問診療を経験し、地域で訪問診療に取り組む歯科医師を増やさなければなりません。

単独で研修ができる歯科診療所はわずか45施設

厚生労働省「歯科医師臨床研修を取り巻く状況」では、前述のような状況を改善するために、歯学部学生教育から歯科医師臨床研修、その後の生涯にわたる学習へとシームレスにしていく提案がされています。歯科診療所で臨床研修施設の指定を受けている施設で圧倒的に多いのは、管理型の臨床研修施設と共同で研修を行う協力型臨床研修施設で、全国に2050施設あります。主に大学病院の研修内容の補完をしてくれる協力型施設がこれだけの数あるにもかかわらず、研修医の4割が訪問診療を経験できていないというのはなぜでしょうか？「令和2年度歯科医師臨床研修修了者アンケート調査結果」によると、8割近くの研修医が「単独型プログラム」（単独型研修施設内ですべての研修を完結するプログラム）を選択しているのです。大学病院だけでは経験し難い訪問診療などの地域医療を研修できる「管理型プログラム」があったとしても、研修医の2割弱しかこのプログラムを選択していませんので、訪問診療の経験をできる研修医が4割程度しかいないというのもうなずけます。これに対して自分の施設だけで研修を完結できる単独型の臨床研修施設の指定を受けている歯科診療所は全国にわずか45施設しかありません。同様に、複数の施設で研修を実施した場合に管理者となれる管理型の臨床研修施設も51施設にとどまっています（厚生労働省「歯科医師臨床研修の現状」、2022年4月1日時点）。

【図表7】 歯科診療所の研修施設数

研修施設の種類		令和4年
歯科診療所	単独型臨床研修施設	45
	管理型臨床研修施設	51
	協力型臨床研修施設	2,050

出典：厚生労働省「歯科医師臨床研修の現状」を基に作成

超高齢社会において病院ではなく地域で療養する高齢者が増えていくなか、地域医療の担い手をもっと増やしていく必要性があるのは明らかです。歯科診療所で単独型・管理型臨床研修施設はそのほとんどが地域支援型多機能歯科診療所となり得る診療所です。そのため、約8割の研修医が研修をするが訪問診療件数が多くない大学病院と、訪問診療などの地域医療を経験できる地域支援型多機能歯科診療所が、大学の学部教育から臨床研修においてより協力、連携し合って教育を進めることで、その後の生涯学習（専門医の育成など）へシームレスにつなげられるのではないかと考えます。歯学部の学生の半分が女性となっている現在、女性特有のライフイベントを考慮して、研修後の進路において専門医への道を諦める歯科医師もおそらく相当数増えています。また男性も、専門性をもっても地域の診療所ではその専門性が発揮しにくい、専門性だけでは給料が得られず、一般的な歯科診療もやらざるを得ない、といった専門医の地域での受け皿が少ないことで不安を抱いている人もいると思います。専門医の活躍の場、地域での受け皿、女性の働き続けられる環境をもつ地域支援型多機能歯科診療所があるということが、大学と連携しながら学生教育や研修医教育で支援をするなかで学生や研修医たちに伝わってくれれば、安心して大学院に進学する、専門医を目指す人が増えていくと思います。地域支援型多機能歯科診療所を、専門医教育・大学院進学への後押しとしても大学病院の先生たちに活用してもらえればと考えています。

診療所だからこそ可能になる研修もある

地域支援型多機能歯科診療所を活用して、地域で研修をするメリットはさまざまにありますが、大きなメリットはより自分の将来像に近いところで研修ができる点にあるともいえます。多くの歯科医師が将来的には、診療所に勤めたり開業したりしようと考えています。それならば研修医のうちから、自分の将来的な働き方に近い研修先で学ぶことの意義は大きいと私は考えています。

例えばプログラムの例でいえば、私の診療所では基本的な診療業務に加えて、健康保険制度や診療報酬、社会人としてのマナーに関する学習・実践などを学びます。これらは将来的に開業するならば、絶対に必要な知識とスキルです。多くの診療所が保険診療を行っているわけですから、診療報酬に関する基礎知識は診療所の経営には必須といえます。また、地域で安心して通い続けてもらえる診療所となるためには、歯科医師としての知識やスキルはもちろんのこと、対人コミュニケーションスキルや社会人としてのマナーも非常に重要になるからです。

このように考えて、私たちは研修医の育成にも

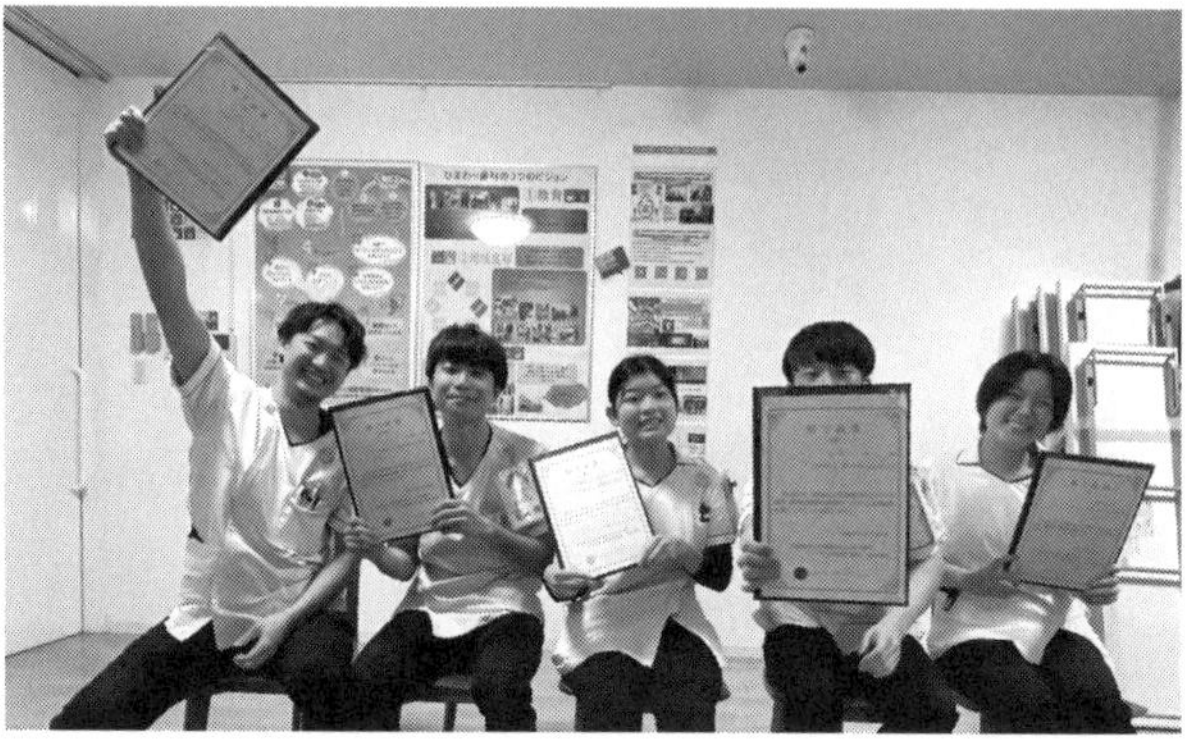

1年間の研修を終え修了式に臨む若手医師たち

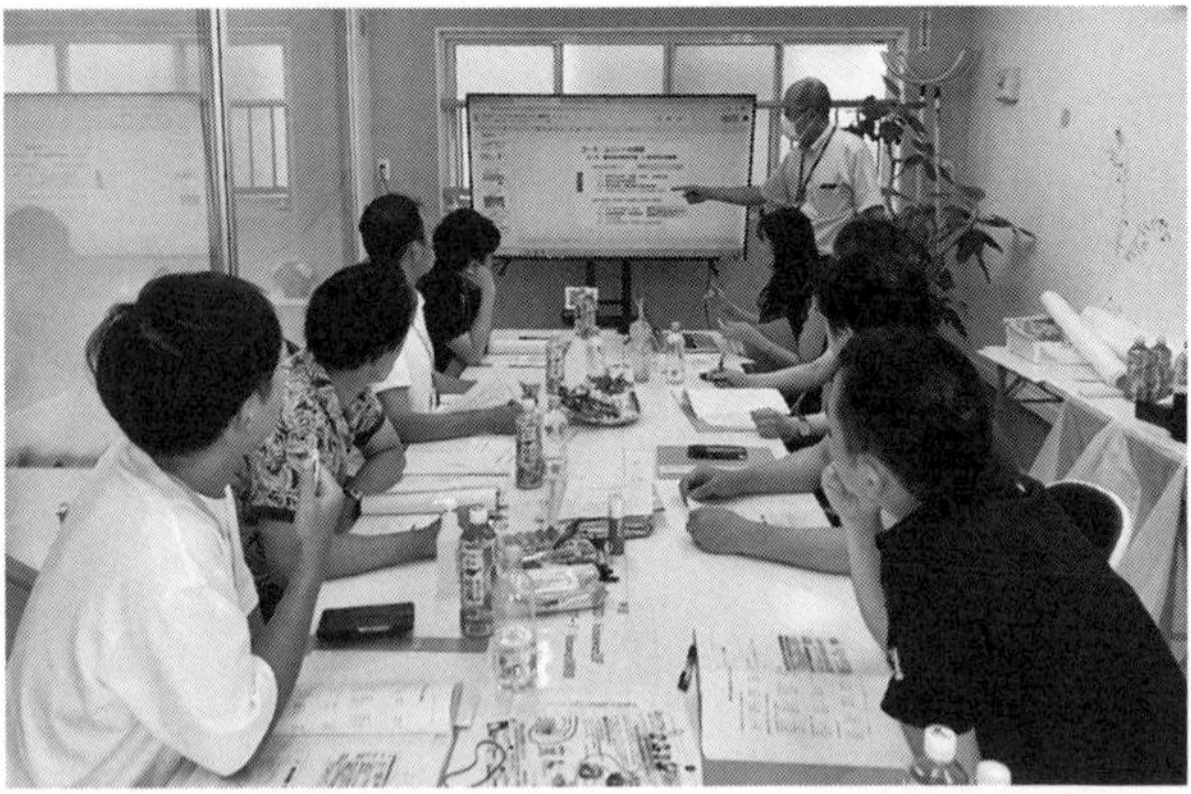

研修の指導にあたる歯科医たちの講習会

熱心に取り組んできました。また、私たちと同じように考えて研修医の育成に力を注ぐ全国各地の歯科診療所とも協力体制を取り、相互に研修医の受け入れなどにもあたっています。

若手医師を育成するための研修施設は、大学病院と地域支援型多機能歯科診療所のどちらが優れているという問題ではありません。そうではなく、研修医が自らの進路や希望に添って、どちらでも自由に選べることが重要だと考えています。もちろん研修医の受け入れは、負担の小さいことではありません。私たちは教育機関ではなくあくまで診療所ですし、研修医の指導に力を注いでも直接的に経営上のメリットがあるわけではないからです。

しかし、日本全体で考えれば歯科の医療資源が今後さらに減っていくなかで、次世代を担う歯科医師の育成は歯科医療機関の9割を占める診療所ももっと担っていくべきです。私たちは、地域の歯科医院と手を取り合って、地域に合った研修をしていくことが重要なのです。

また、臨床研修で研修医を指導する役割を果たす、指導医の研鑽にも協力しています。具体的には毎年、歯科医師臨床研修指導歯科医講習会を開催し、全国から集まる指導医の歯科医師たちとともに研鑽を積んでいます。2023年度も大学病院の歯科医師たちの協力のもとに、北は北海道から南は鹿児島県まで、総勢24人の歯科医師が集まって2日間の研修を実施しました。

私たちが初めて指導歯科医講習会を開いたときは、もっと人数も少なく規模も小さなものだったことを考えると、今では全国の歯科医師たちと協力体制ができていることを心強く感じています。一般の診療所が会場となる指導歯科医講習会は非常に珍しいため、厚生労働省からもたいへん良いモデルケースだと評価してもらうことができました。

すでに働く歯科医師のキャリアアップもサポート

私たちが取り組んでいるのは、研修医の教育だけではありません。すでに働いている歯科医師たちがよりスキルを向上させて、キャリアアップすることをサポートするのも地域支援型多機能歯科診療所の役割だと考えています。そのために、歯科医師たちが認定医や専門医を取得することをサポートしています。

例えば私の診療所には日本障害者歯科学会の認定医が在籍していて、認定医を養成するための日本障害者歯科学会臨床経験施設にもなっています。日本には約6万8000軒の歯科診療所がありますが、臨床経験施設に認定されているのはわずか205施設のみです（2023年時点）。臨床経験施設には大学病院や口腔保健センターのような施設が多いなかで、診療所が臨床経験施設として認定されることはまだまだ少ないのが現状です。

また、障害者歯科だけではなく日本歯科麻酔学会の準研修機関の認定も受けています。日本歯科麻酔学会の研修機関は日本障害者歯科学会の臨床経験施設よりもさらに少なく、研修機関と準研修機関を合わせても全国に65施設しかなく（2023年時点）、すべての都道府県にあるわけでもありません。準研修機関とは研修機関と協力する形で歯科麻酔の認定を取得するための研修の一部を担うことができる施設のことを指しています。

私の診療所がある広島県では、研修機関と準研修機関がそれぞれ1カ所ずつしかなく、研修機関は医師会の運営する口腔保健センターで、準研修機関は私の診療所だけとなっています。

地域支援型多機能歯科診療所を上手に活用し、すでに働いている歯科医師がキャリアアップすることも可能です。例えば一定期間ほかの施設で研修して認定医を取得して、再び地域支援型多機能歯科診療所に戻って来るというようなキャリアの築き方です。実際に私の診療所の副院長は、日本歯科麻酔学会の認定医を取得していますが、彼は認定医を取得するために一時期大学病院に籍をおいていました。そして大学病院で研鑽を積んで認定医を取得したあとに、再度私の診療所へ戻って来てくれたのです。

このようにほかの施設で研鑽を積んで、そこで学んだことを地域へもち帰ってくれることは非常に大きなメリットがあります。大学病院で学んだ専門性の高い知識を地域の患者の診療へ活かすことができますし、診療所内でほかの歯科医師にその知識を伝えることで、地域の歯科医療全体の質が向上するからです。地域支援型多機能歯科診療所は、ある程度の人数がいるため、誰かが他施設で学んでいる間もほかの歯科医師が診療を維持することが可能です。これは働く歯科医師にとっても、地域の患者にとっても双方にメリットが大きいのです。

歯科診療所による認定栄養ケア・ステーション

患者を中心としたチーム医療の実践、多職種連携の場としても地域支援型多機能歯科診療所は重要です。歯科診療所では一般的に、歯科医師と歯科衛生士、歯科助手などによって診療が行われています。しかし実際には、口の健康を守るためにはより多くの職種が力を合わせる必要があります。連携の相手としては医師、看護師、管理栄養士、保育士、ケアマネジャー、介護職、事務職など実にさまざまな職種が考えられます。

どの職種もチーム医療のメンバーとして重要な役割を果たしますが、なかでも管理栄養士は口の健康を守るために大切な働きをしています。なぜなら、歯科は歯を治療したり虫歯や歯周病などの口の病気を予防したりする役割が土台となりますが、治療や予防によって健康な口を保つことができたら、最終的にはその口を使って食べることが大きな目的といえるからです。

だからこそ地域住民の食べることをサポートするために、私の施設は歯科診療所でありながら、日本栄養士会の認定栄養ケア・ステーションとなってさまざまな活動を行っています。認定栄養ケア・ステーションとは、食・栄養の専門職である管理栄養士・栄養士が所属する、地域密着型の拠点のことです。地域の拠点として、自分の施設内で栄養指導を行うだけではなく、自治体や医療機関などと連携して管理栄養士を派遣・紹介したり、個人宅を訪問して栄養相談に応じたりしています。

私の診療所には現在6人の管理栄養士がいて、口腔機能を栄養面からサポートしています。取り組んでいることは大きく分けて、地域住民を対象とする活動と介護・福祉・地域包括支援センターを対象とする活動があります。

地域住民を対象とする活動では、食事や栄養に関する相談、食育講座・料理教室（乳幼児向け、高齢者向けなど）、献立作成・栄養価計算、居宅療養管理指導などに取り組んでいます。介護・福祉・地域包括支援センターを対象とする活動では、各種栄養食事指導や

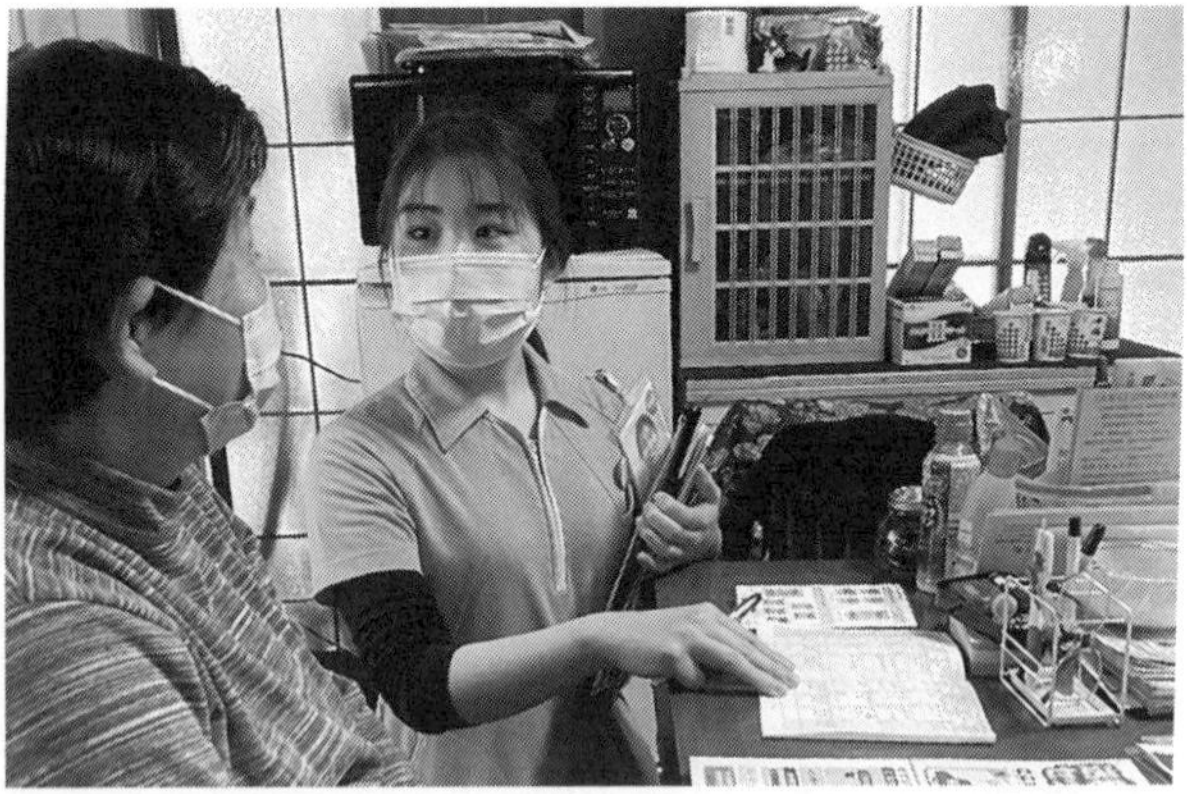

管理栄養士が訪問診療先で栄養相談を実施し、患者の普段の食事を詳しく聞き取っていく

料理教室への講師の派遣、レシピ提案、セミナーや研修会への講師派遣（健康づくり、食育、介護予防、疾患別の食事療法など）、居宅療養管理指導などを行っています。

具体的な活動をいくつか挙げれば、まずは外来業務における栄養相談があります。病気をもっている人や健康診断で問題を指摘されて生活習慣を見直したい人、栄養状態を改善したい人など当初から栄養のことが主訴の人もいなくはないですが、私たちは歯科診療所なので、定期的な口腔健康管理の一環として口腔機能検査をきっかけにして、患者の栄養状態もチェックをすることが多いです。あるいは、歯科の治療前の栄養相談もあります。

例えばインプラント治療の前には、管理栄養士が食事面のヒアリングを行い、体組成計を使って筋肉量や脂肪量、基礎代謝、ＢＭＩなど全身状態を測定します。治療中は噛みにくい期間もありますので、その間に栄養が不足したり偏ったりしないように食事のアドバイスをあらかじめ行ったり、治療の前後で口腔機能検査を行い治療の評価を行ったりしています。

患者は噛みづらさを自覚していない⁉

管理栄養士が治療前に栄養指導をする理由は、食習慣によって食事の食べやすさや噛みやすさに影響があるからです。例えば栄養相談については、管理栄養士が関わることで分かった興味深いことがあります。栄養相談の際の食事に関するヒアリングでは、治療前の状態で噛みづらさがあるかどうかを確認しています。このとき、必ずしも全員が「噛みづらさがある」とは回答しないのです。実際には奥歯がなかったり複数の歯の治療が必要だったりして、とてもしっかり噛めているようには思えないケースでも、患者自身は噛みづらいと感じていないこともあると分かりました。

このことについてよく考察を深めていくと、実は歯がないのに噛みづらいと感じていない患者の多くが、そもそも柔らかいものしか食べていないため噛みづらいと感じていないことが分かりました。おそらく歯を失った最初の頃は、歯があった頃と同じようなものを食べて噛みづらいと感じていたと思います。しかしその状態が長く続くうちに、次第に最初から硬いものを食べない食習慣が身についてしまうのです。その結果、自分自身が噛めていないことにすら気づかない人が多くいることが明らかになりました。

この結果何が起こるかというと、栄養バランスの偏りや低栄養です。噛みやすく柔らかいものというと、どうしてもパンやご飯、麺類などの炭水化物に偏ってしまいます。反対に肉や野菜など噛み応えのあるものは食べなくなって、ビタミンやミネラル、タンパク質など必要な栄養素が不足してしまうのです。また、タンパク質を摂らないことで筋肉の量が減り、フレイルを招くことにもなりかねません。

このような食習慣は、本人は気づいていないことがよくあります。だからこそ栄養の専門家である管理栄養士が関わって、正しい食習慣へと導くことが重要です。そうでなければ、せっかく歯の治療をして硬いものも食べられるようになったとしても、最終的に栄養状態は改善しないからです。

栄養面と口の機能の双方から離乳食指導

このほかにも、地域住民向けに幅広いイベントや教室を実施しています。例えば乳幼児を対象とした教室としては、離乳食教室などを開いています。離乳食教室では、月齢や子ども一人ひとりに合った食形態、食べさせ方などを保護者にアドバイスします。

特徴的なことは、ここで単に栄養面からアドバイスをするだけではなく、口の機能を見ながら個人ごとに合ったアドバイスができることです。単に月齢に応じた離乳食の進め方を指導するだけならば、保健所やパパママ学級などさまざまな場所ですでに行われています。しかし私たちは歯科診療所に設立された栄養ケア・ステーションであることの強みを活かし、管理栄養士と一緒に歯科医師や歯科衛生士が実際に子どもの口を診ながら、その子の口の機能に合わせた食形態をアドバイスしているのです。

例えば、子どもがご飯を食べなくて悩んでいる保護者がいたとします。保護者自身は一生懸命離乳食を勉強していて、離乳食の形態自体は月齢にしっかり合っているにもかかわ

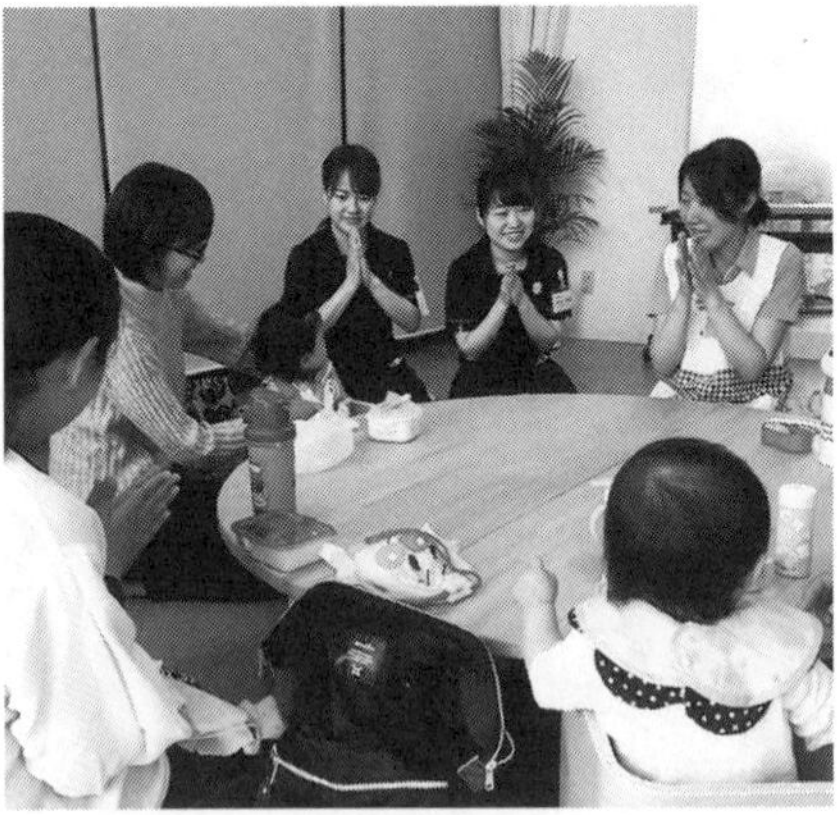
離乳食教室では子どもの月齢や一人ひとりに合った食形態、食べさせ方を、歯科医師や歯科衛生士が助言している

らず、どうしても子どもが食べてくれないことがあるのです。このとき、保護者は子どもの具合が悪いのではないか、病気なのではないかなどと不安に感じてしまいます。しかし、ここで歯科の面からアプローチすることで、問題が解決することもあるのです。

子どもが離乳食を食べない理由は実にさまざまですが、一つには使っているスプーンやフォークなどが合っていないことがあります。離乳食の硬さなどは問題がなくても、使っているスプーンが口幅よりも大きいと子どもはうまく食べられないことがあるのです。母親はどうしても離乳食の食材や形態にばかり意識が向いてしまい、使っているスプーンやフォークにまでは意識がいかないことがあります。そして子どもが食べない理由を好き嫌いではないか、体調が悪いのではないかなどと悩んでしまうのです。このようなときに歯科医師や歯科衛生士、そして管理栄養士が連携しながら口の機能と栄養面でサポートすることで、離乳食がスムーズに進むこともあります。

あるいは口の機能に関していえば、歯の生え方や本数、口の動かし方、口のちょっとしたゆがみなども診ることができます。月齢だけを見て離乳食を進めていても、歯の生え方は個人差が非常に大きなものです。そのため少し歯の生え方が遅い子どもは、月齢どおりに離乳食を食べさせようとしても食べられないこともあるのです。このようなときも、歯科の視点が役立ちます。歯科医師や歯科衛生士が口の中を診ることで、保護者が気づかない視点からも子どもの成長を確認できるからです。

このように単に管理栄養士の離乳食教室というだけではなくて、歯科医師や歯科衛生士、管理栄養士が連携するからこそサポートできることは数多くあります。私たちが多職種で関わることで、離乳食の悩みが解決して急に子どもがパクパク食べ始めることもよくあるのです。このようなときの保護者のうれしそうな顔を見るたびに、私自身も本当にうれしくなるのです。

管理栄養士によるフレイル予防教室

乳幼児に対する離乳食教室に加えて、高齢者に対する教室も非常に重要です。高齢者に対するイベントや啓発では、いかにして寝たきりや要介護になることを防ぐかという介護予防が重要になります。そうした原因の一つには低栄養による体力・筋力の低下などが考えられます。そうしたことを防ぐため、歯科診療所が介護予防に関わり、管理栄養士によるフレイル予防教室を開いています。

低栄養についてはエネルギーの摂取不足とタンパク質の摂取不足の二つのタイプがあり、高齢者についてはこの混合型が多いとされています。そこでフレイル予防教室では、食事に対する栄養指導や口および全身を使った体操、ストレッチなどを実施しています。

重要なことは、特に高齢者に対しては社会参加の場としてフレイル予防教室などが必要だということです。介護予防のためには家に閉じこもっていないで外に出て、多くの人と交わることが重要です。ですから栄養に関する知識をつけたり体操で体を動かしたりすることはもちろんですが、とにかく家から出てこうした教室に参加すること自体に意味がある

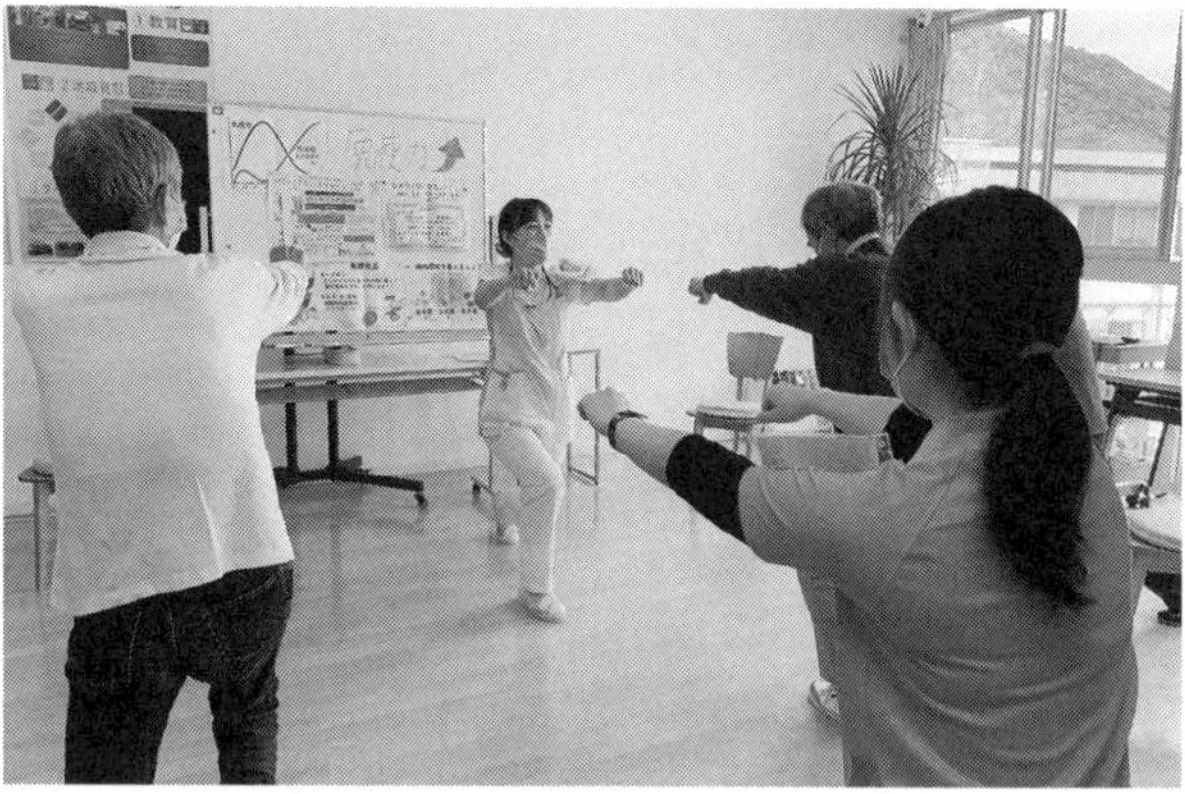

フレイル予防教室で看護師の声に従って体操実習する参加者たち

ると感じています。

高齢者のフレイル予防教室は地域の高齢者向けポイント事業にも参画しています。これは自治体が実施している、高齢者が自らの介護予防や健康づくり、地域ボランティアなどに参加することを奨励する事業です。住民がこの事業に登録している教室などに参加するとポイントがつき、自治体から奨励金が支給される仕組みです。このように歯科診療所が自治体などと連携しつつ、多職種で高齢者の介護予防に関わることが、地域全体で高齢者を支えることにつながるのだと考えています。

気軽に集える「暮らしの保健室」

このほか管理栄養士が関わる活動として、私たちは「暮らしの保健室」を運営しています。暮らしの保健室は、まさに学校の保健室のように、体に関する困り事や悩みなどを気軽に相談できる場所として2019年にオープンしました。暮らしの保健室は、診療所の患者に限らず広く地域の人に利用してほしいという思いから、診療所とは別の建物で運営しています。オープン当初から看護師や管理栄養士による健康相談に加え、幅広い年齢層の住民を対象にさまざまなイベントを実施してきました。

イベントの一つにスポーツ吹き矢もあります。スポーツ吹き矢は老若男女問わず楽しめて、独特の呼吸法によって吹くことで、口腔機能の維持・改善にも効果が期待できます。スポーツ吹き矢を通して、楽しみながらフレイル予防ができるように暮らしの保健室でも取り入れています。

健康チェックも好評なイベントです。体重や身長、BMIなどはもちろんのこと、全身の筋肉量の目安となる握力やふくらはぎの太さ、口腔周囲の筋力を測る舌圧、口腔機能を測るパタカラ測定などを実施し、健康への意識づけに役立ててもらっています。

認知症患者やその家族が交流を深めるための、認知症カフェも開催しています。「巡回型認知症カフェ　海田町オレンジライン」の会場となっていて、認知症患者や家族、地域住民、医療・介護職が集い、軽食や飲み物を片手におしゃべりを楽しんだり小物づくりを行ったりなど、気軽に集まれる場所を提供しています。

２０２２年７月からは健康総合企業のタニタとコラボレーションし、タニタカフェも運営しています。管理栄養士がスタッフとして働きながら、歯科診療所ならではのメニューを提供するだけではなく、健康に対する意識づけを通して行動変容を促す取り組みを行っています。

私たちの診療所には、もともと病院で働いていた管理栄養士もいますが、彼女たちの話を聞いていると「これまで口に着目した栄養指導をしたことはほとんどなかった」と口々に語ります。きちんと入れ歯をしていたり歯がそろっていたりさえすれば、それで十分に噛めているものとばかり思って栄養指導をしていたそうです。

しかし私たちと一緒に活動し、口の機能に着目して栄養指導をするようになってからは、より患者に合った深い指導ができるようになったということです。このように従来ではあまり接点のなかった職種同士でも、連携を深めることで大きな相乗効果が生まれます。私は今後もこのように幅広い職種との多職種連携を進めていきたいと思っています。

「最後にありがとうを言えるお口」を残すために

管理栄養士と歯科医師など、従来ではあまり接点がなかった職種同士の連携と同時に、これまでも連携してきた医師や看護師などともさらに連携を深めることが重要です。医師や看護師との連携の一例を挙げれば、訪問診療があります。訪問診療で1人の患者を中心にチーム医療にあたるときに、医師や看護師、介護職などとの連携は欠かせません。訪問診療では特に、在宅で過ごす患者を医師、歯科医師、看護師、薬剤師、介護職などがそれぞれの視点で観察していくことが必要です。

また、歯科医師が在宅の患者に関わる際に、余命があとどれくらいかというのは案外分からないことがあります。その患者がどのような病気なのか、どのような状態かという情報提供は医師からあるのですが、余命については伝えられないことも多く、家族から聞いて初めて知るということも少なくないのです。しかし、終末期の口腔ケアは非常に重要であることから、歯科医師も患者の余命を把握したいという気持ちがあります。そこで、互いに情報共有を深めることを目的に、今は地域で開業する医師と合同で勉強会などを開いています。

勉強会をすればするほど、互いの知識を伝え合い、情報を共有し合うことの重要性を痛感しています。歯科医師側からすれば、がん患者の治療や全身管理、終末期医療などについては医師から学ぶことが多くあります。

反対に医師に対して、がん患者の口腔ケアについて知識を提供することもあるのです。例えば口の中に腫瘍がある患者で、腫瘍の部分に

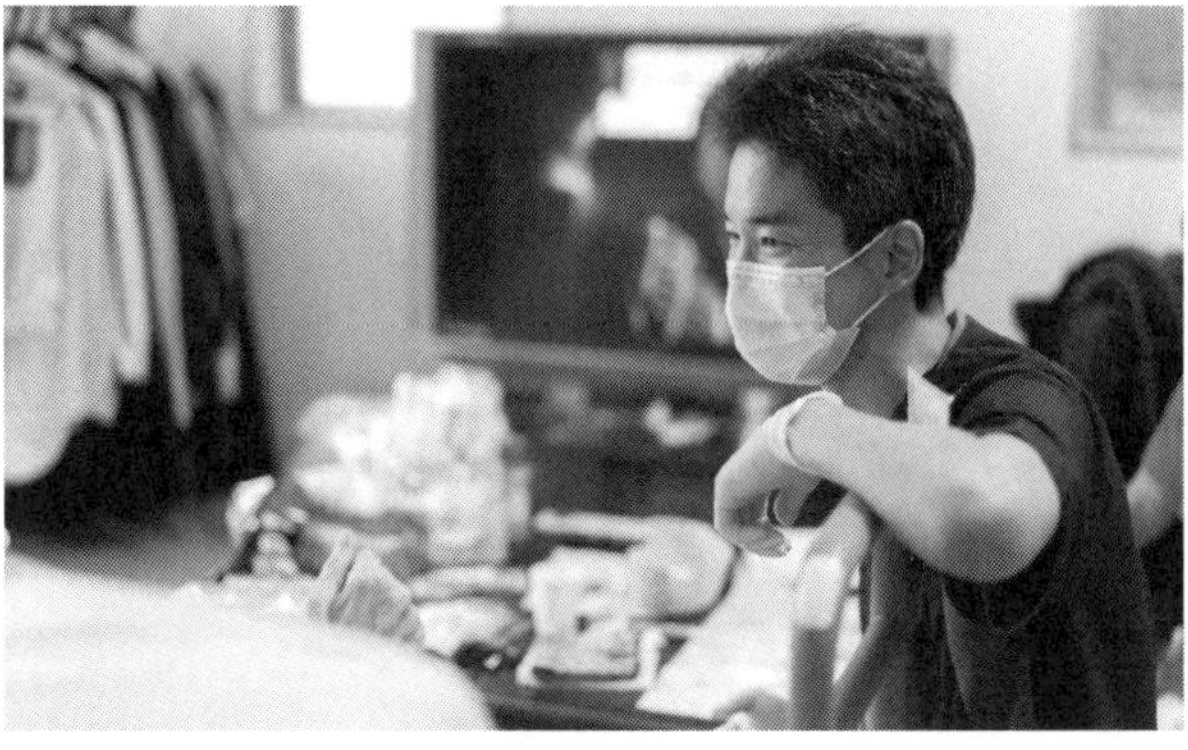

訪問先の患者のベッドサイドに寄り添う歯科医師

うっかり触れてしまうと患者が痛みを感じたり出血したりするなど、大変なことになる場合があります。このようなときは歯科医師が介入し、痛みを取り除いたり適切に口腔ケアを提供したりできます。

在宅では最後、末期がん患者の看取りなどにも関わることがあります。終末期には、口腔ケアで口の中の状態を良くしておくことがとても重要だからです。終末期が近くなり、食事ができなくなってくると、口の中にカビが生えたり非常に衛生状態が悪くなったりすることがあります。家族も「もう食べられないので口の中をケアしなくてもいいだろう」と誤解するため、終末期になると適切に口腔ケアを受けられないこともあるのです。

すると口の中に痛みが生じたり、ひどく乾燥したりするようにもなります。乾燥するとどうなるかというと、口を動かすことがつらくなり、会話ができなくなることもあります。人生の最後の時間をせっかく自宅で過ごすならば、少しでも多く家族や大切な人と話したいのが人情だと思います。ところが口の状態が悪いために、そうした願いが叶えられないことにもなってしまうのです。

だからこそ、そのような悲しい最期を迎えなくても済むように、私たちは終末期の口腔ケアにも力を入れています。人生の最終段階を迎えるすべての人に「最後にありがとうを言えるお口」でいてほしいと願っているからです。

幹部スタッフの約8割が女性

歯科医師がキャリアを中断せずに働き続けられるためには、多様な働き方ができる環境整備や、子育てや介護などさまざまな事情があっても仕事を辞めずに働き続けられる工夫が必要です。このように考えて私の診療所では、早くから保育士を配置して歯科医師や歯科衛生士をはじめとした女性スタッフの職場復帰を応援したり、多様な働き方を取り入れたりしてきました。地道な取り組みが功を奏したのか、ライフステージが変化してもそのまま働き続けてくれる職員が多くいます。現在約130人いる職員のうち約100人が女性で、3人いる副院長のうち2人は女性で、幹部スタッフも約8割が女性です。

現在保育士は10人配置し、患者が受診する際にその子どもを無料で預かるほか、職員の子どもの保育も行っています。保育士の配置を始めたのは2010年頃にさかのぼり、最初は患者の子どもを預かるだけでした。子どもが小さいうちは保護者が自分のために歯科

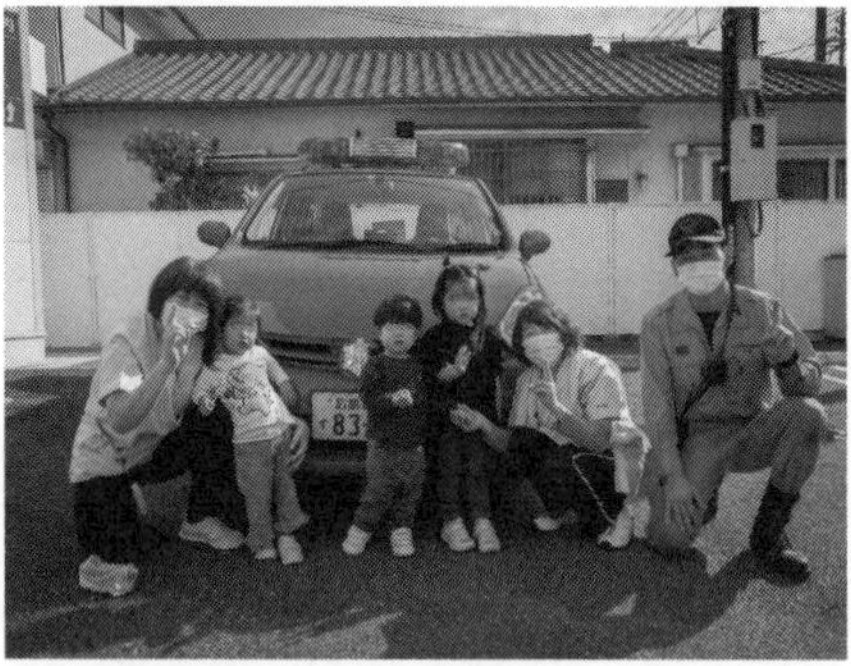

患者の子どもたちを預かる院内託児所では、消防訓練や季節ごとのイベントなどを実施。詳しくは左の二次元コードで紹介

医院へ行くのが難しく、放っておいて口腔環境が悪化してしまうケースにしばしば遭遇しました。そこで、子育て中の保護者にも安心して受診をしてもらうために、保育士による無料託児をスタートしたのです。その後、産休・育休から復職する職員の子どもも預かれるように体制を強化していったところ、復職がスムーズになって出産や育児で退職する職員の減少につながりました。

　勤務時間を含めた働き方については、誰一人同じ勤務形態の人はいないのではないかと思うほど、職員一人ひとりが希望に合わせた多様な働き方を行っています。これは歯科医師や歯科衛生士に限らず、事務職員まで含めたすべての職員が同様です。質の高い歯科診療を提供するには、歯科医師1人が頑張っても限界があります。歯科衛生士や歯科助手、歯科技工士などはもちろんのこと、私の診療所でいえば看護師、管理栄養士、保育士、事務職まで含めてすべての職員が存分にスキルを発揮できる環境が必要なのです。そのためには個々の事情に合わせた柔軟な働き方を取り入れることによって、優秀な人材が歯科業界から離れていくことを食い止めなければなりません。

積極的にテレワークを導入

このような考え方から導入していることの一つは、積極的なテレワークです。一般的に医療分野などでは、直接現場でやらなければならない業務が多いためテレワークの導入が難しいとされています。しかし私の診療所では歯科医師や事務職などさまざまな職種で、できる範囲で遠隔地からも業務をできるように取り組みを進めています。

例えば長年、理事長室付きの職員として秘書業務や研修医の受け入れ対応、その他の事務作業などを担当している職員は、夫の転勤で診療所のある広島から東京に移り住みました。当時はまだコロナ禍前で、世間にオンラインミーティングやテレワークなどが普及する前のことですが、私たちはなんとか工夫することによって仕事を継続できる方法を模索したのです。

そこで、できることをまずはやってみようと、毎日ＳｋｙｐｅやＺｏｏｍなどで東京から広島の職員と打ち合わせをし、来客時の打ち合わせにもインターネットのＺｏｏｍで参加しました。最初は試行錯誤が続きましたが、そのうち月の半分程度は遠隔で仕事をして、残り半分は広島に来て対面でしかできない仕事をするというスケジュールでうまく回ることが分かりました。

理事長秘書として担っていたスケジュール調整などは遠隔でもできますし、研修医の受け入れに伴う厚生労働省とのやり取りや事務手続きも、メールや電話で行うことが可能です。また、リクルート活動で研修医の面接などをする場合は、東京から現地へ直接出張として向かうかＺｏｏｍなどで実施します。どうしても診療所でなければならない業務に関しては、診療所の職員とペアを組むことで補えるような体制を整えました。このように仕事を継続できるよう工夫した結果、夫の転勤が終わって広島へ戻るタイミングでまた元どおりの働き方に戻ることができたのです。

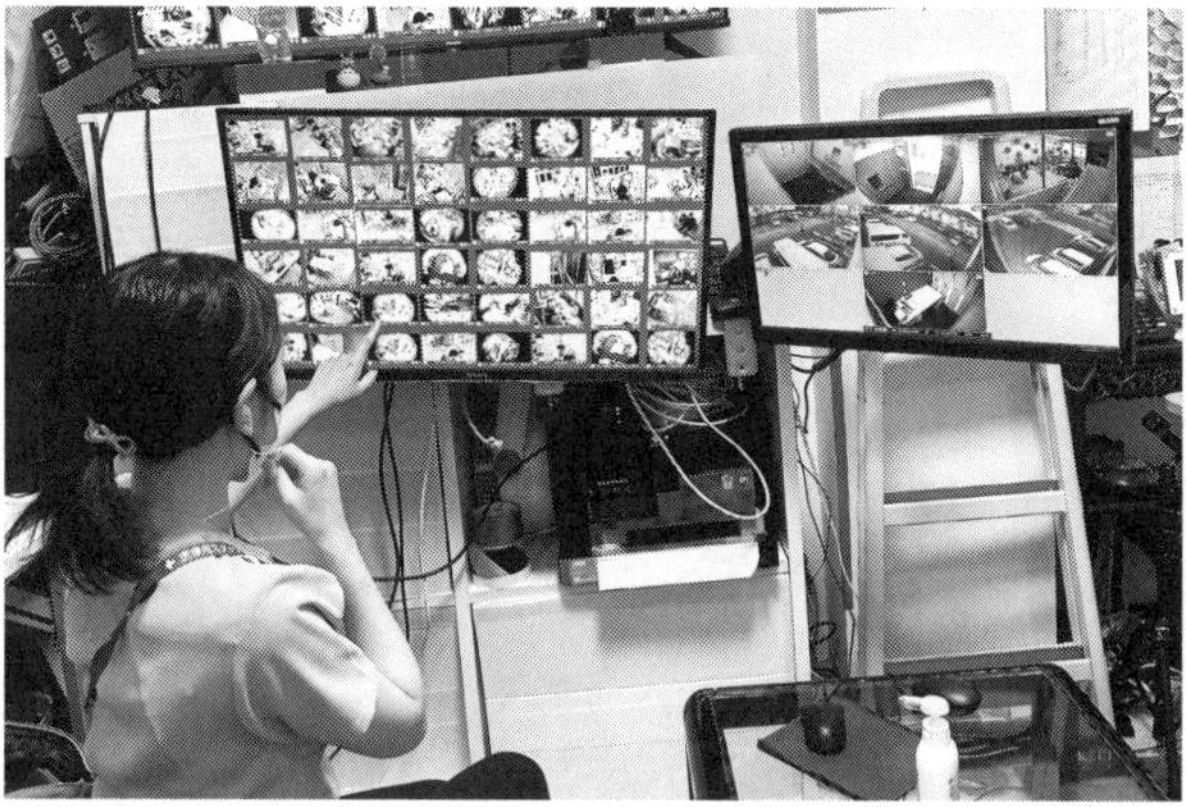

院内の状況が分かるモニターを見ながら、フロアマネジャーが各スタッフにてきぱきと指示を出していく

ほかにも歯科医師によるテレワーク、しかも海外から遠隔で業務を行う試みもあります。やはり夫が海外転勤になるため、海外に移住しなければならない歯科医師がいました。歯科医師の場合は秘書業務とは異なり、事務作業よりも実際に患者を診察する業務が多くなります。そこでどうやって仕事を継続できるかを検討した結果、彼女にはフロアマネジャーとしてモニター越しに指示を出す業務などを中心に担ってもらうようになりました。

私の診療所では理事長室に診療所内の各部署を確認できるモニターが設置されています。これは診療所全体で患者の様子を確認するとともに、万が一の際の記録の意味合いももつものです。このモニターの画像はスマートフォンでも見ることができるようになっており、彼女は画像を確認しながら、必要に応じてスタッフに指示を出す仕事を担っています。

仕事と関わり続けることで復職のハードルを下げる

治療に関する患者面接や研修医や若手の歯科医師の相談などもオンライン対応可能な業務です。このような業務であれば、海外からでも可能になるのではないかと考えています。歯科医師が海外からどのような働き方ができるかについてはまだまだ未知数で、私たちも実際にやってみながら考えていくという段階です。

しかし、これには実際に業務を行うこと以上に深い狙いがあるのです。それは、家族の転勤が終わるなど、それぞれの事情が解消されて再び働ける状況になったときの復職をスムーズにするということです。女性に限らず、一度現場を離れてしまうと復帰するには高いハードルがあります。ましてや日進月歩の医療現場であれば、そのハードルはさらに高いものになってしまうのです。その結果、家族の事情などさまざまな理由で一度仕事を離れた人材が、再び働けるようになっても歯科業界に戻らずにまったく別の業種に転職してしまうこともあります。

これは歯科業界にとって大きな損失であり、なんとか防がなければなりません。そのようなときに、例えば仮に週に1日であっても、オンラインでできる範囲だけであっても、仕事とつながりを維持し続けることは意味があります。そうやってつながりを維持することで、いざ働ける状況になったときの復職が容易になるからです。このように考えて、私はテレワークを含めて働く意思がある人がなんとか働き続けられるように、工夫を続けているのです。

仕事への理解を促す家族参観日

職員が仕事を辞めずにキャリアを継続できる取り組みとしては、家族参観日というものも設けています。これは子どもや配偶者など、職員の家族が診療所を訪れて自分の父親や母親、あるいは夫や妻が働く様子を間近で見られるという取り組みです。

今は共働きが当たり前になり、家庭をもっても働き続ける女性が増えました。しかし、

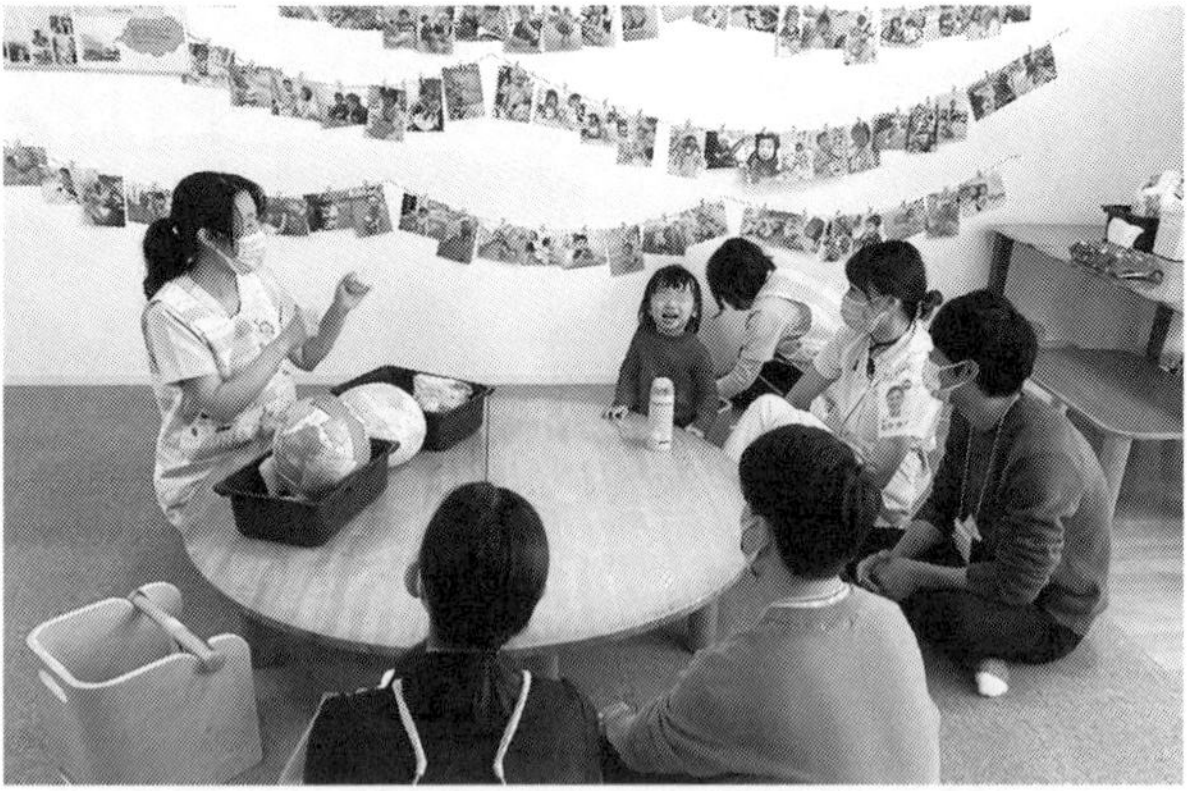

家族参観日にはスタッフの配偶者や子どもが診療所に来訪して仕事の様子を見学できる

そうはいってもまだまだ女性が働き続けるには家族の理解や協力が必要であったり、反対に退職する理由として家族の事情が大きな割合を占めていたりします。だからこそ私は、家族には積極的に職場を訪問してもらい、夫や妻がどのように働いているのか、あるいは託児所で子どもがどのように過ごしているのかを見てもらうように心がけています。

普段、家では父であり母である夫や妻が、職場では制服を着て専門職として患者相手に生き生きと働いている様子を見れば、仕事に対するとらえ方は大きく変わると感じています。また、託児所で子どもたちが楽しそうに遊んでいる様子を見れば、子どもを預けて仕事をすることに対する不安感も和らぐはずです。

時代が進むにつれて女性が働くことのハードルは少しずつ下がっていますが、まだまだ男性よりは仕事を継続するためのハードルが高いのも事実です。子どもを預けることに罪悪感を覚えることもあれば、仕事と家事の両立ができなくて悩むこともあると思います。そのようなときに女性は「自分が働いていることが悪いのだ」と考えて、退職の道を選んでしまうこともあるのです。そうしたことを防いで、皆が気持ちよく働くことができるためにも、私は普段とは違う専門職としての様子を家族にも見てほしいと願っています。

介護を経験して復職した職員が語った言葉とは？

家庭の事情では、子育てなどだけではなく家族の介護も大きな課題です。経済産業省の試算によれば、介護による生産性の低下や離職など、働きながら介護を担うビジネスケアラーによる経済的損失は、2030年時点で約9兆円にも上るとされています（経済産業省「第1回企業経営と介護両立支援に関する検討会」資料より）。地域支援型多機能歯科診療所は、介護をしながらでもそれぞれのペースで働けるような労働環境を整備する役割も果たしています。

実際に私の地域支援型多機能歯科診療所では、約1年半の介護休暇を取得した歯科衛生士をはじめとして、介護を理由とした時短勤務者などが活躍しています。介護休暇を取得して復帰した歯科衛生士が、復帰後に職員の前で話していたことが非常に印象的でした。彼女は父親の最期を十分に看ることができなかったという思いから、母親の介護が必要になったときに退職してでも介護しようと考えていました。しかし、非常に優秀で勤務年数も長く、彼女を慕う患者も多かったため、退職してしまうのはあまりに惜しく、退職ではなく無期限の介護休暇という扱いにして定期的に職員と連絡を取れるように配慮したのです。

やがて母親の状態が落ち着いて、職場復帰を果たした際に、彼女は自分の介護体験を語ってくれました。それによれば、ある介護施設で母親のことを名前で呼ばず、人格のある一人の人間として扱ってもらえなかったことに深く傷ついたということでした。だからこそ自分はこれからも患者一人ひとりに寄り添い、関係性を大切にしていきたいと話したのです。このことは職員一同の心に深く刺さりました。彼女が改めて重要にしたいといった患者一人ひとりに寄り添う姿勢は、私たちが何よりも大切にしていることだったからです。

介護にしても育児にしても家族の看病にしても、仕事以外の経験は私たちをより大きく成長させてくれます。だからこそ、一時的に人手が足りなくなるなど負担が発生したとしても、職員の介護や看護、出産・育児といったライフステージを応援することは決して無駄にはならないのです。

シニアの歯科医師が働きやすい環境を

貴重な歯科医療人材を無駄にしないことを考えたとき、女性の歯科医師だけではなく、シニアの歯科医師がいかにして働き続けられるかを考える視点も重要です。私たちの地域支援型多機能歯科診療所は、長らく臨床の最前線で地域医療を守ってきた歯科医師が、年齢を重ねてもう少し負担の小さな働き方で仕事を続けたいという場合の受け皿にもなっています。

よくある例として、ショッピングモール内の一区画に開業した歯科医院があったとします。ショッピングモールがオープンして数十年経つと、やがて建て替えや改修の時期を迎えます。そのときにテナントは、退去を求められることがあるのです。

若い歯科医師であれば、ほかの場所を探して診療を継続することも難しくはありません。しかし、ある程度年齢を重ねると、再び融資を受けて新しい場所に歯科医院をオープンすることを負担に感じることも少なくないのです。その結果、まだ歯科医師としては十分に能力があるにもかかわらず、閉院を選ぶケースがあります。

やがて来る歯科医師不足時代を考えると、これは大きな損失といえます。そのような歯科医師に対しても、地域支援型多機能歯科診療所は受け皿になり得ます。例えば週に5日働くのが体力的にきついならば、週に数日、自分の働きたい曜日や時間帯にだけ仕事をすることも可能です。週に数日だけだとしても、歯科医師が閉院後に完全に診療から離れてしまうよりは、はるかに医療資源の有効活用につながると思うのです。

このように地域支援型多機能歯科診療所は、歯科医師をはじめとする歯科業界の人材がキャリアを中断せずに専門性を発揮し、スキルを向上させ続け、また多職種連携によって地域の歯科医療の質を向上させるためにさまざまな役割を担っています。働き手が減って歯科医師も減少していくなか、次世代を担う歯科医師を育成する一端を担っているのも、地域支援型多機能歯科診療所といえるのです。

［第5章］

2040年問題を乗り越えるために――歯科医院同士が連携し合い、超高齢社会の日本を支える

地域支援型多機能歯科診療所は地域資源の一つ

高齢者の増加が止まらず歯科医師不足が深刻化する２０４０年問題を乗り越えるためには、歯科医療機関同士が手を取り合って、強い連携のもとに地域医療を支えることが不可欠です。歯科医院だけでも大学病院や総合病院だけでも、ましてや地域支援型多機能歯科診療所だけでも国民の健康を守ることは不可能だからです。

連携を深めるためには、地域支援型多機能歯科診療所は地域の歯科医院と競合するものであってはなりません。そうではなく、歯科医院には地域支援型多機能歯科診療所を地域の資源の一つとして上手に活用してほしいと願っています。

地域支援型多機能歯科診療所には全身麻酔や静脈内鎮静法ができる体制など、さまざまなハード面での充実が求められています。こうした設備や体制は、地域に開かれたものであるべきだと私は考えています。現状では全身麻酔などが必要な歯科治療困難患者を地域支援型多機能歯科診療所で受け入れて、全身麻酔下に治療をして地域の歯科医院へ戻すことが想定されていますが、必ずしもそのようなやり方だけにはとどまりません。

自分の医院に麻酔が可能な設備や人員がそろっていない場合、状況によっては地域支援型多機能歯科診療所から設備とスタッフの提供を受け、その患者の主治歯科医師が治療を行うような仕組みも考えられるかもしれません。地域支援型多機能歯科診療所には全身管理ができる歯科麻酔専門医や看護師がそろっていますから、そうした設備やマンパワーを活用し、地域の歯科医師と患者が一緒にやって来てこの設備を使って治療することも可能だと思っています。

検査設備も同様です。地域支援型多機能歯科診療所では、多くの検査機器をそろえています。検査機器は高額なものも多く、個人で開業する歯科医院がそろえるには負担がかかります。しかし、今後病診連携や診診連携を深めていくためには、検査データに基づいた客観的な連携が必要だと私は強く考えているのです。

ならば、地域支援型多機能歯科診療所で検査だけを担い、検査データを地域の歯科医院にフィードバックすることも可能かもしれません。すでに医科では、こうしたことが当然になっていると思います。地域の歯科医院で気になることがあったら少し大きな病院へ紹介し、患者は診療情報提供書（紹介状）を持って総合病院などを受診します。そして検査を受けて、総合病院で必要な治療があれば受けて、状態が落ち着いたら再び地域の歯科医院で日常的な健康管理を行うサイクルが確立されているのです。

歯科診療でもこうした連携体制を確立させるにはやはり客観的な検査データが必要です。そのため将来的には、地域支援型多機能歯科診療所で必要な検査を実施するようなことも検討できると私は考えています。

もちろんこうしたことが可能になるには、診療報酬の仕組みやさまざまな制度上のルールなど、今後検討しなければならないことが多くあります。しかし、地域支援型多機能歯科診療所を地域の資源として活用する方法を考えたとき、このようなやり方はいくらでもあると私は考えているのです。

2040年、町から歯医者が消える

多くの歯科医師は将来的に歯科診療所が消えていくだろうと予想しています。歯科医療機関の管理者約1万人を対象にした調査では、現在は自院の近隣に複数の歯科診療所があるものの、将来的には近隣から歯科診療所は減るだろうと回答しているのです。調査結

【図表8】　歯科医師の従事先の経年変化

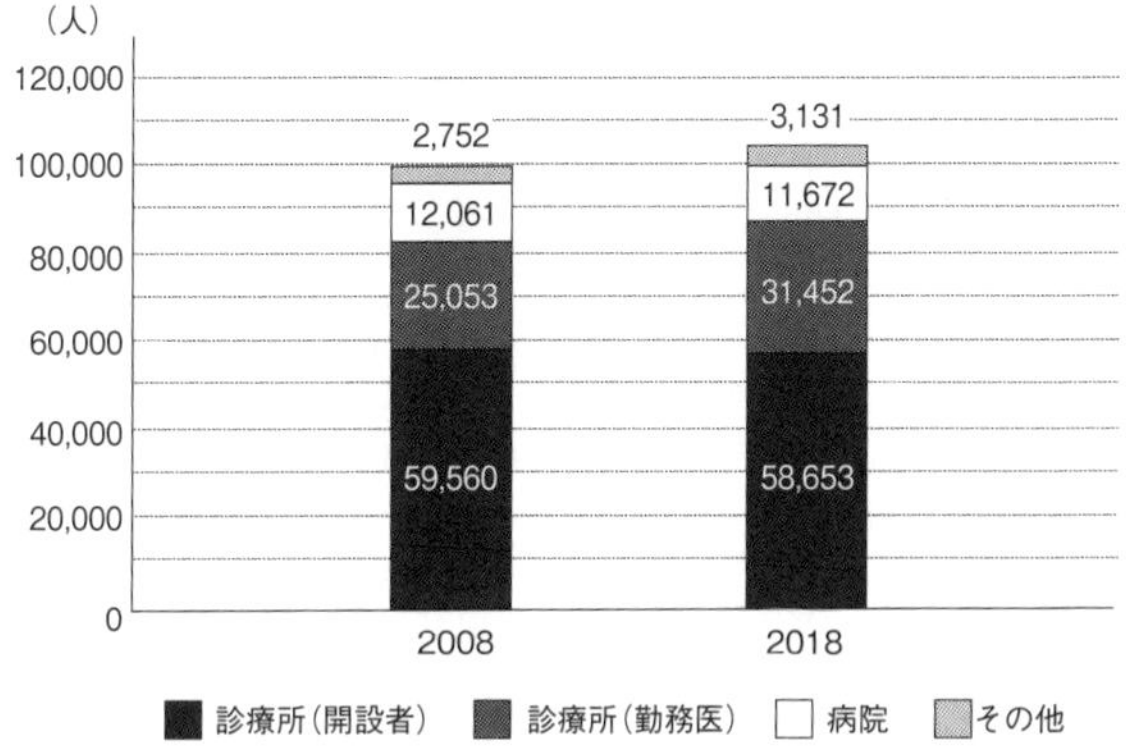

出典：厚生労働省「平成30（2018）年医師・歯科医師・薬剤師統計の概況」を基に作成

果では、回答者の医療機関の徒歩圏内に存在する歯科診療所は現在は1～4軒が最も多い46・5％で、10軒以上も18・3％存在していました。そして現在の周辺の歯科診療所について「多い」と感じているのは64・4％と6割以上を占め、「どちらでもない」が31・0％。反対に「少ない」と感じているのは4・4％にとどまっていました。

　これに対して2040年の周辺の歯科診療所はどのようになっているか予想を尋ねると、「現在と同程度」との予測が最も多く43・7％だったものの、「現在よりも少ない」との回答も30・8％と約3割を占めていました。反対に「多い」との回答は20・0％に過ぎず、多くの歯科医師が将来的には歯科診療所が減っていくと予想をしていました（「２０４０年を見据えた歯科ビジョン―令和における歯科医療の姿―」）。

歯科医院が減少する理由の一つが、歯科医師の高齢化です。病院に勤務する歯科医師の平均年齢は38・7歳です。しかし、歯科医師は診療所で働く人が85・４％と圧倒的に多いため、歯科医師全体で見れば高齢化が著しいことが分かります（「２０２０年医師・歯科医師・薬剤師統計の概況」）。

歯科診療所を営む歯科医師が高齢化すると、次に来るのは継承問題です。院長が高齢化し、やがて引退したあとに診療所を継ぐ人がいるかどうかは大きな問題といえます。ところが、暗雲が垂れこめています。

今、歯科診療所の管理者は60歳代が最も多く36・０％、次いで50歳代が30・３％、40歳代が17・２％となっています。管理者に対して将来の継承の予定を調査したところ「予定なし」が最も多く52・５％と半数以上を占めていることが分かりました。次に多いのが「不明」で36・０％、「すでに継承」はわずか６・８％です。つまり「予定なし」「不明」

【図表9】 歯科診療所に勤務する歯科医師の数と平均年齢

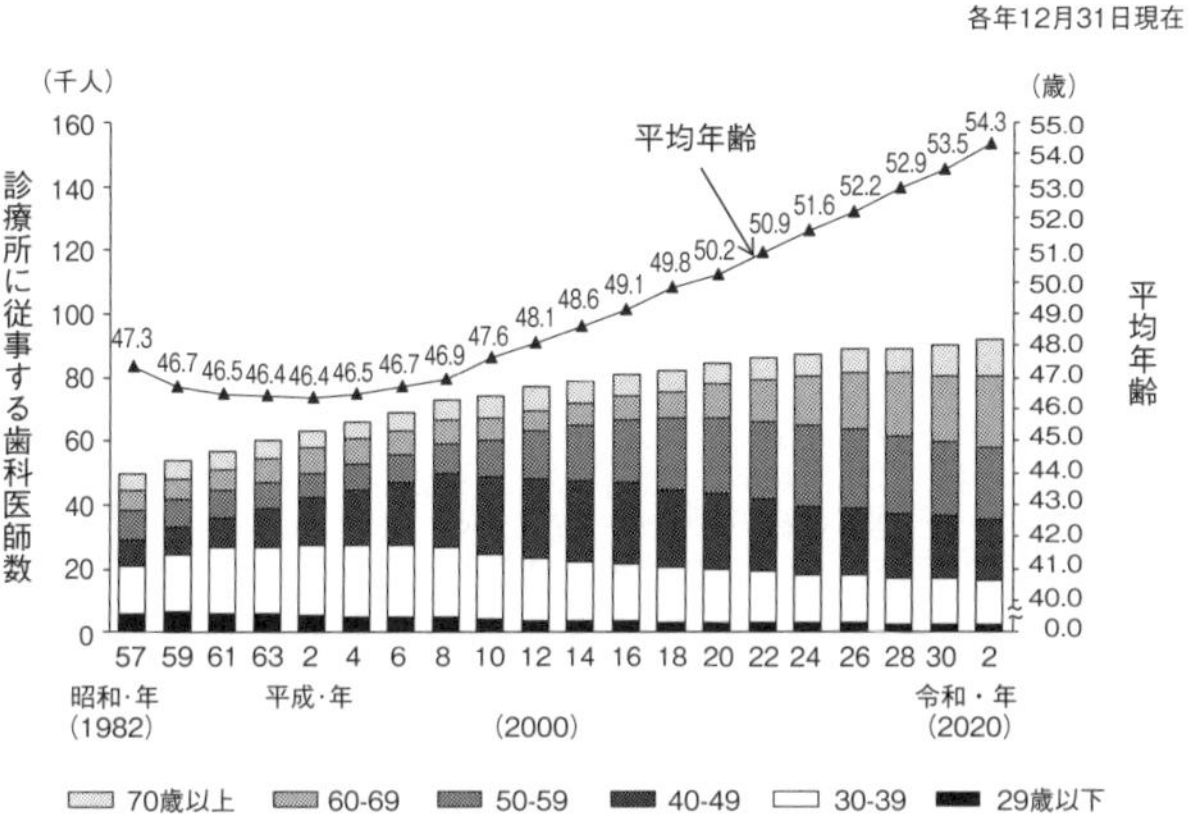

出典：厚生労働省「令和２（2020）年医師・歯科医師・薬剤師統計の概況」

【図表10】 歯科診療所の管理者の年代と将来の継承予定

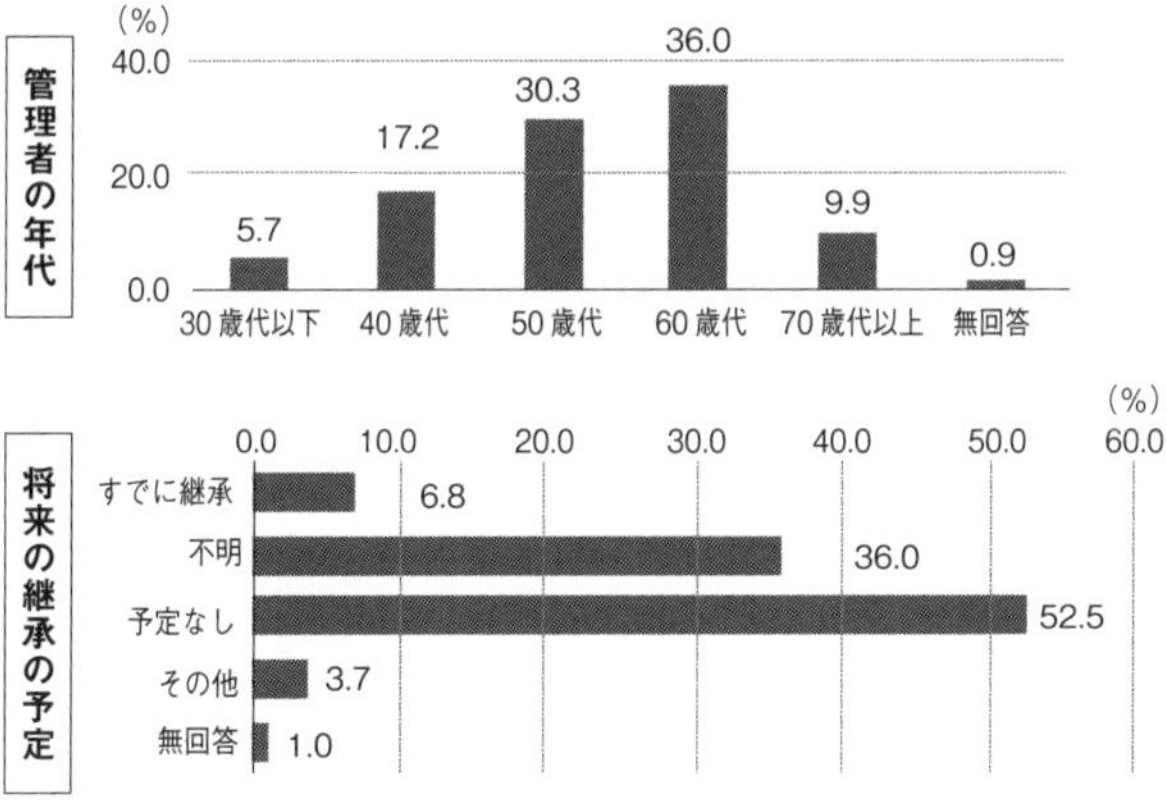

出典：公益社団法人日本歯科医師会「2040年を見据えた歯科ビジョン―令和における歯科医療の姿―」

を合わせて9割近くが、将来の医院継承の予定がないと回答していました（「2040年を見据えた歯科ビジョン―令和における歯科医療の姿―」）。

多くの医院で継承者がいない理由はさまざまです。一つには、若い歯科医師の勤務医志向が挙げられます。従来、歯科医師は歯科医師免許を取得して数年ほど経験を積んだら、そのあとに独立・開業するケースが大半でした。医科と異なり歯科は病院の数が圧倒的に少なく、診療所が大半を占めます。そして診療所も多くが1人の歯科医師による経営であり、複数の歯科医師を雇う環境にはありません。そのため歯科医師のキャリアは、自然と独立・開業が多くなっていたのです。

ところが近年は、若手の歯科医師を中心として自ら診療所を構えて独立するよりも、既存の診療所に雇われることを選ぶ人が増えています。実際に数字を見てみると、開業歯科医師が減って勤務者が増えていることが分かります。2000年度は歯科診療所に従事する歯科医師の62・6％と約6割が開設者または法人代表者で、勤務者は22・0％に過ぎませんでした（「2000年医師・歯科医師・薬剤師調査の概況」）。

しかし20年後の2020年調査では、開設者または法人代表者の割合は54・8％にまで低下し、反対に勤務者の割合は30・6％と、約3人に1人が診療所勤務という状況になったのです。歯科医師の開業離れの原因は一概にはいえません。近年、若者の安定志向などが話題になることがありますが、歯科医師の間でもそうした傾向が出ているともいえます。あるいは度重なる厳しい診療報酬改定で、歯科業界全体が厳しい経営を迫られているのを間近に見た若手歯科医師が、開業というリスクを背負いたくないと考えた可能性もあると思います。この傾向が今後も続けば、地域から歯科診療所が減少していく可能性があります。

医師が8万人増に対し、歯科医師はわずか1万人しか増えていない

歯科医師、特に地域医療を支える歯科診療所の院長が高齢化する一方で、新たに輩出される歯科医師の増加は伸び悩んでいます。人数の増加傾向について、医師、歯科医師、薬剤師を比較すると、医師と薬剤師が右肩上がりに増えているのに対して、歯科医師はほぼ横ばい状態が長年続いていて、あまり増えていません。

【図表 11】 医師・薬剤師・歯科医師数の推移

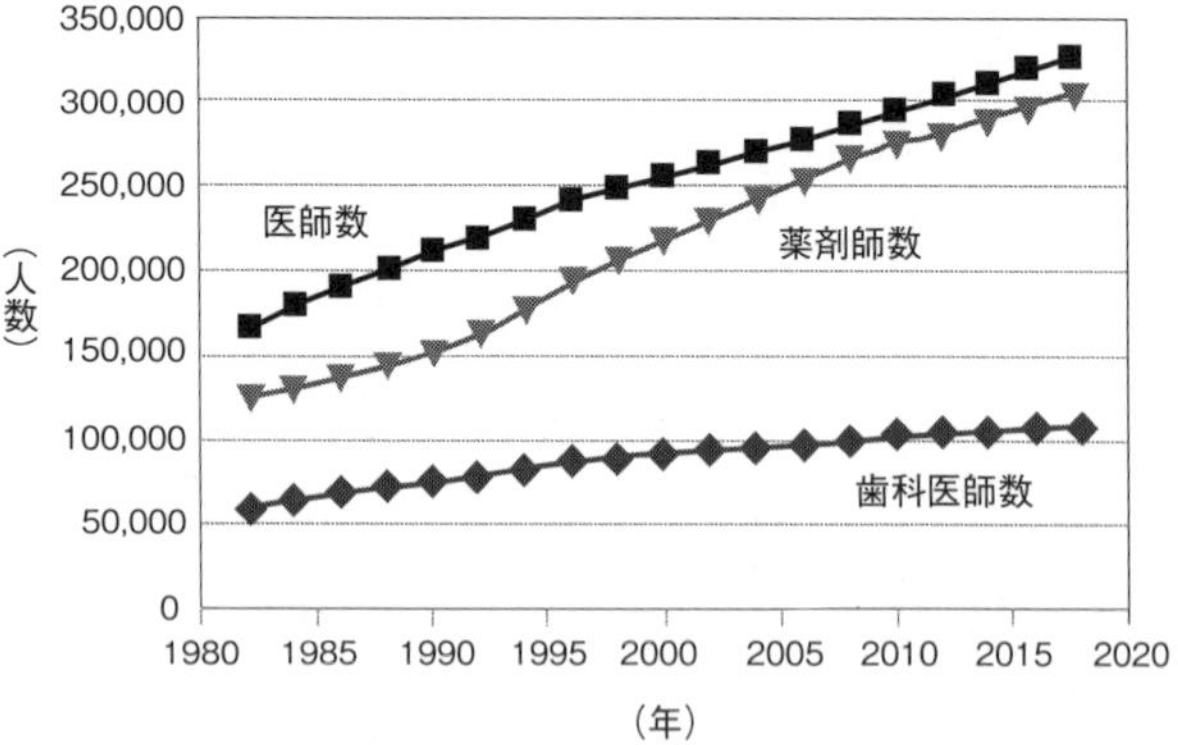

出典：厚生労働省「令和2（2020）年医師・歯科医師・薬剤師統計の概況」を基に作成

【図表 12】 歯学部（歯学科）入学定員の推移

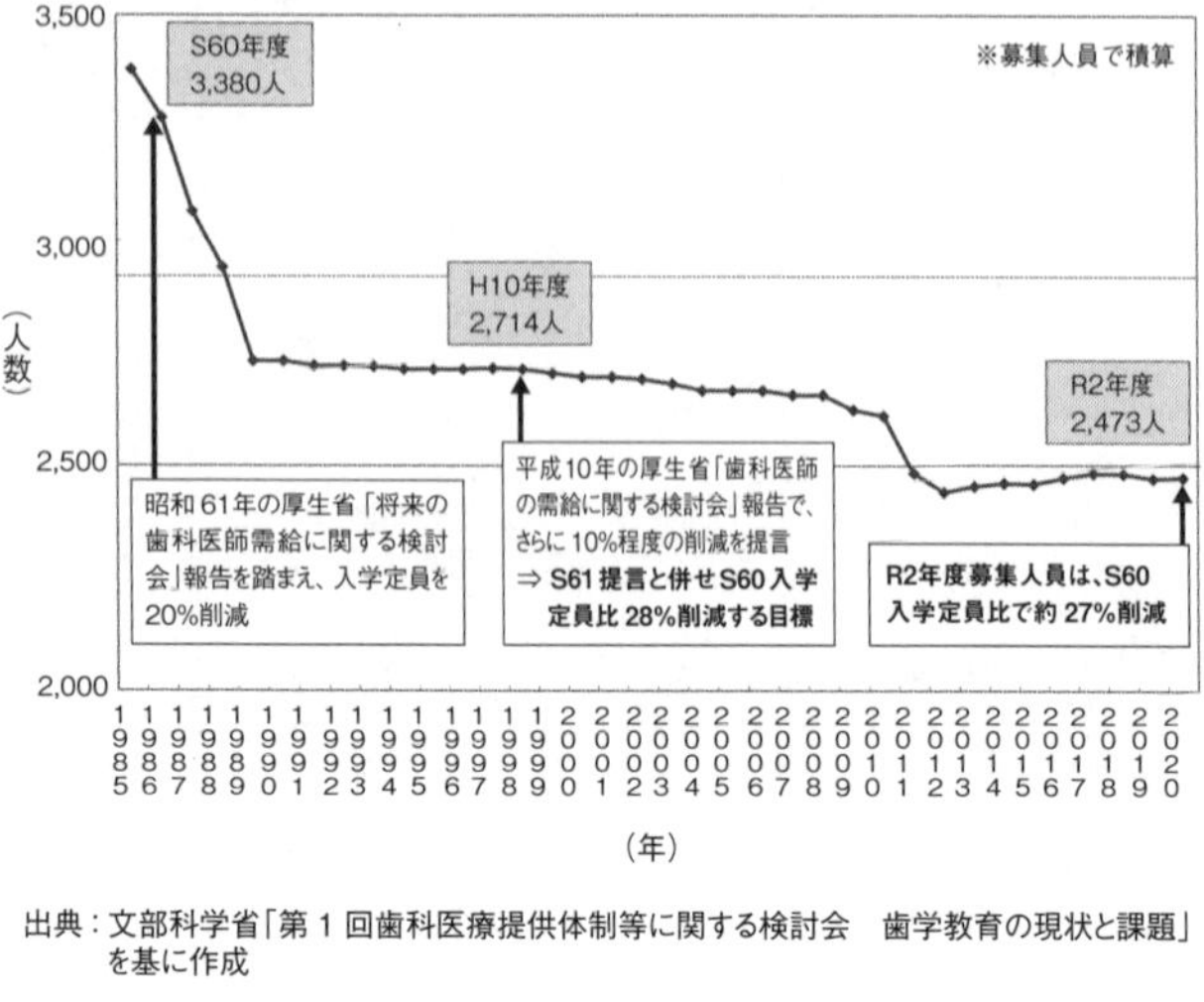

出典：文部科学省「第1回歯科医療提供体制等に関する検討会　歯学教育の現状と課題」を基に作成

2000年から2020年の間の20年間で医師・歯科医師・薬剤師数がどのように推移したかを見ると、医師が25万5792人から33万9623人と約8万人増えています。同じく薬剤師は21万7477人から32万1982人へと10万人以上も増加しました。これに対して歯科医師は9万8557人から10万7443人と、わずか1万人程度しか増えていないのです。

原因の一つは歯科大学および歯学部をもつ大学の数の少なさです。全国にある歯科大学および歯学部をもつ大学は、国立大学が11校、公立1校、私立大学15大学（17学部）の合計で27大学（29学部）です。これらの大学の入学定員の総数は2720人となっています。私立には日本大学のように別々のキャンパスにそれぞれ歯学部を設置している大学もあるため、大学数と学部数は同数ではありません（文部科学省「歯学部歯学科の入学定員一覧」）。

これに対して、全国にある医科大学および医学部をもつ大学は国立大学が42大学、公立大学8大学、私立大学31大学の合計81大学と、歯学部の倍以上に上ります。入学定員も9430人と、こちらは3倍以上になっています（文部科学省「医学部を置く大学一覧」）。単純に入学定員だけを比較すると、毎年９０００人以上の医師候補が誕生するのに対して歯科医師候補は３０００人弱しか生まれず、大きな差があることが分かります。

なぜ、歯学部の入学定員がこれほど少ないかといえば歴史的な経緯があります。かつて１９６０年代後半、食生活や生活環境の変化に伴って日本中で虫歯が増え「虫歯の洪水」と呼ばれる状況になった時代がありました。状況を改善するために、当時人口10万人に対して30人台だった歯科医師数を50人にまで引き上げるという目標が閣議決定されたのです。これにあわせて日本中で次々に歯科大学が新設されるようになりました。

こうした施策の結果、人口10万人に対して歯科医師を50人にする目標はほどなく達成されることになります。ところが急激に増えた歯科医師に対して、今度は過剰になり過ぎないようにとまったく正反対の閣議決定がなされ、１９８２年には削減目標が打ち出されました。当時の「将来の歯科医師需給に関する検討委員会」の最終意見に基づいて、１９８７年には歯学部・歯科大学の入学定員20％削減目標が示されたのです。１９９８年には厚生省（当時）がさらなる削減目標として、追加で10％の削減を求めるまでになったのです（日本歯科医師会「歯科医師需給問題の経緯と今後への見解」）。このような経緯を経て、歯学部・歯科大学の入学定員は今のように大幅に抑えられました。

歯学部の3分の1が定員割れ

ところが今ではただでさえ少ない入学定員すら、十分に満たされていません。近年、定員割れする歯学部・歯科大学が相次いでいるのです。文部科学省のデータによれば、2023年度には29ある歯学部・歯科大学のうち9校・学部と、実に約3分の1が定員割れしていました。12ある国公立大学はすべて定員を満たすだけの学生を集めていましたが、私立大学のなかには大きく定員割れしているところが少なくありません。充足率が最も低かった大学は32・5％と、募集人数に対して約3割しか学生が集まらなかったのです。このほかにも充足率が44・3％や52・6％など、学生が半数あるいはそれ以下しか集まらない学校もありました。

存在感増す女性歯科医師、4人に1人を占める時代

定員割れを起こす歯学部・歯科大学がある一方で、学生の内訳には変化が起こっていま

す。それは、歯科医師を志す女子学生が増えているということです。近年、歯学部・歯科大学における女子学生の割合が増えており、それに伴って女性の歯科医師も増えています。2020年には女性歯科医師の割合は25％と、4人に1人が女性歯科医師になりました（「2020年医師・歯科医師・薬剤師統計の概況」）。2000年時点の女性歯科医師の割合は16・7％ですから、20年間で10ポイント近く上昇したことになります（厚生労働省「女性歯科医師の現状」）。しかも、女性のほうが国家試験の合格率は高い傾向がありま す。厚生労働省の発表によると、2023年の国家試験では、女性の合格率が69・5％に対して男性の合格率が59・2％と、10ポイントも開きがあったのです。

では、歯科医師の高齢化や歯科診療所の継承者不足問題、あるいは歯学部の定員割れなどの問題を女性歯科医師が増えることで解決できるかといえば、残念ながら問題はそう簡単ではありません。現状では能力のある女性歯科医師が活躍できる、十分な労働環境が整っていないからです。

男性歯科医師が自分で開業する傾向が強いのに対して、女性歯科医師は診療所などに雇用される形で働く傾向があります。これは男性歯科医師に比べて、女性歯科医師は妊娠・

【図表13】 歯科医師国家試験受験者数・合格者数・合格率の推移

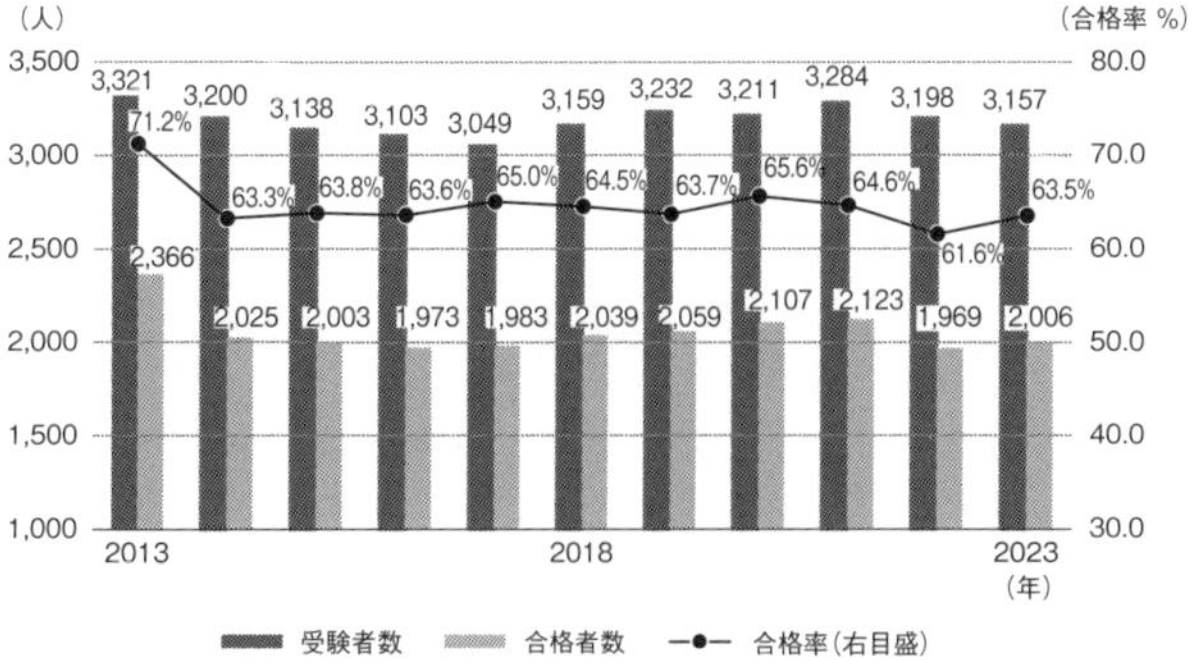

出典：厚生労働省「歯科医師国家試験の合格発表について」を基に作成

出産など女性特有のライフイベントがある人が多いので経営や診療に専念しにくい傾向があるためです。特に歯科診療所は1人の歯科医師が経営から診療まで行うことが大半なので、女性が1人で開業すると出産や育児との両立が難しくなってしまうことが多いのです。そのため、女性のほうが開業よりも雇用されることを選ぶ傾向があるようです。

子どもがいる女性歯科医師の6割以上が仕事を離れた経験

1人か多くてもせいぜい数人の歯科医師で経営することが一般的な歯科診療所では、女性のライフイベントをサポートするための手厚い環境を整えることが困難です。実際に、日本歯科医師会が20代、30代の女性歯科医師を対象に実施した「女性歯科医師の活躍のための環境整備等に関する調査報告」によれば、歯科医師としての仕事を離れた経験の有無に関する調査で、子どもがいない女性歯科医師で仕事を離れた経験があるのは6・9%に対して、子どもがいる女性歯科医師は62・6%と6割以上が仕事を離れざるを得ない状況が浮き彫りになりました。さらに、大学病院などに比べて歯科診療所のほうが仕事を離れた経験をしている人の割合が2倍以上に上ることも分かりました。

日本全体で見れば労働力人口の不足を補うために、女性や高齢者、外国人材の活躍などがうたわれています。歯科医療業界では外国人材というのは想定されていないため、女性や高齢者の活躍が主な対策になると思います。

このように、歯科医師の高齢化は止まらず、地域の歯科医療を担う歯科診療所は後継者を見つけられないまま次々に閉院していきます。もともと医師や薬剤師ほど歯科医師は増えていかない制度設計になっているうえに、歯学部学生の約半数を女子学生が占めるなか

【図表 14】 歯科医業を離れた経験の有無

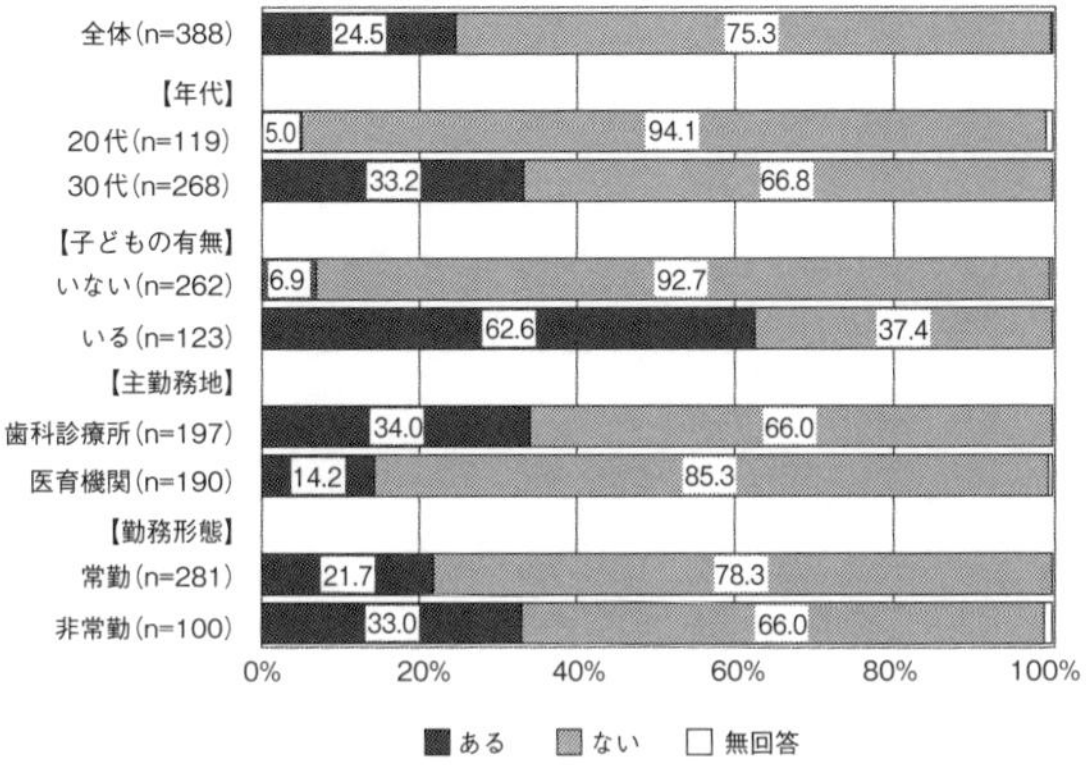

出典：公益社団法人日本歯科医師会　第4回 女性歯科医師の活躍に関するワーキンググループ「女性歯科医師の活躍のための環境整備等に関する調査報告」を基に作成

で、女性歯科医師が活躍できる環境は整っていません。このような状況が改善されなければ、近い将来、地域から歯科診療所が減少していく未来となってしまうのです。

現在の歯学部学生の半数は女性であることから、2040年に主力として働く歯科医師（40歳前後）は半数が女性となります。このことを理解し、今から女性勤務歯科医師が十分な力を発揮できる体制に変化していかなければなりません。

2040年歯科医療の提供体制の地域格差により歯科治療難民があふれ出す

歯科医師に求められる役割は年々、多様化しています。これに対し残念ながら歯科業界のあり方は十分に変化のスピードについていけていないと感じられます。高齢化で複数の合併症を抱える人や障害をもつ人が増え、従来の虫歯や歯周病を治す以外の役割が求められるなか、診療所完結型の診療ではすべてをまかなうことが難しくなることが予想されます。

さらに歯科医師数そのものが減っていく時代では、これからの歯科医師の半数を占める女性の歯科医師の活躍抜きには国民の口の健康を守ることができません。一方で従来の診療所モデルでは女性歯科医師が活躍しやすい労働環境を整備することは困難です。歯科医師は増えずに、女性の歯科医師も能力を発揮できないとなれば、近い将来、口にトラブルが起きても治療してもらえない「歯科治療難民」が日本全国あちこちで生まれてしまう恐れがあります。このまま無策でいれば2040年を境にそのような悲劇が起こる可能性は極めて高いといえます。だから我々は今から準備を進める必要があります。

へき地医療で医療格差を解消する

医療の地域偏在の解消も、地域支援型多機能歯科診療所に求められる大きな役割です。どうしても人口の多い都市部に歯科医師は集中し、反対に過疎地では歯科診療所がどんどん閉院し、1人の歯科医師が疲労困憊《こんぱい》しながら何百人もの患者を診療しているというケースが増えているのです。

今、地方の歯科診療所が閉院する理由は、決して利益が出ないからではありません。そうではなく、忙し過ぎて辞めるのです。私はこうした例を何人も見聞きしてきました。人口が減って若い人が減っていく地域では、新たに開業する歯科診療所はほとんどありません。一方で高齢になって歯科治療のニーズが高い患者は増えるわけですから、患者の数自体が急激に減るわけではないのです。

その結果、かろうじて地域で診療を続けている高齢の歯科医師のところへ患者が集中することになります。また、地方では歯科衛生士や歯科助手、事務員などの職員を十分に集めることができないケースも多々あります。そのため歯科医師自身が事務仕事などもやらなければならないなど、さらに負担が重くなるのです。

しかし、そのような無理な態勢を長く続けることはできません。歯科医師の気力や体力の低下とともに、やがては閉院になってしまいます。かつては子どもが歯科医師になって歯科診療所を継ぐということもありましたが、今は若手歯科医師の開業離れやそもそも子どもが歯科医師とは別の職業を選んでいることも少なくありません。ですから結果として、閉院とともにその地域の患者は行き場を失ってしまうのです。

こうした状況を防ぐための取り組みの一つが、へき地医療です。へき地医療は、地域の基幹医療機関などが歯科医師を派遣する形で展開されていることが大半です。一般の歯科診療所よりはマンパワーに余裕がある基幹医療機関が、歯科医師がいない地域へ派遣することで、地域の歯科医療を守る仕組みです。

しかし私はこれを一歩進めて、地域にとっても歯科医師にとっても双方にメリットのある形で展開したいと考えています。それは都市部の歯科医師のワーケーションとへき地医療を組み合わせる取り組みです。

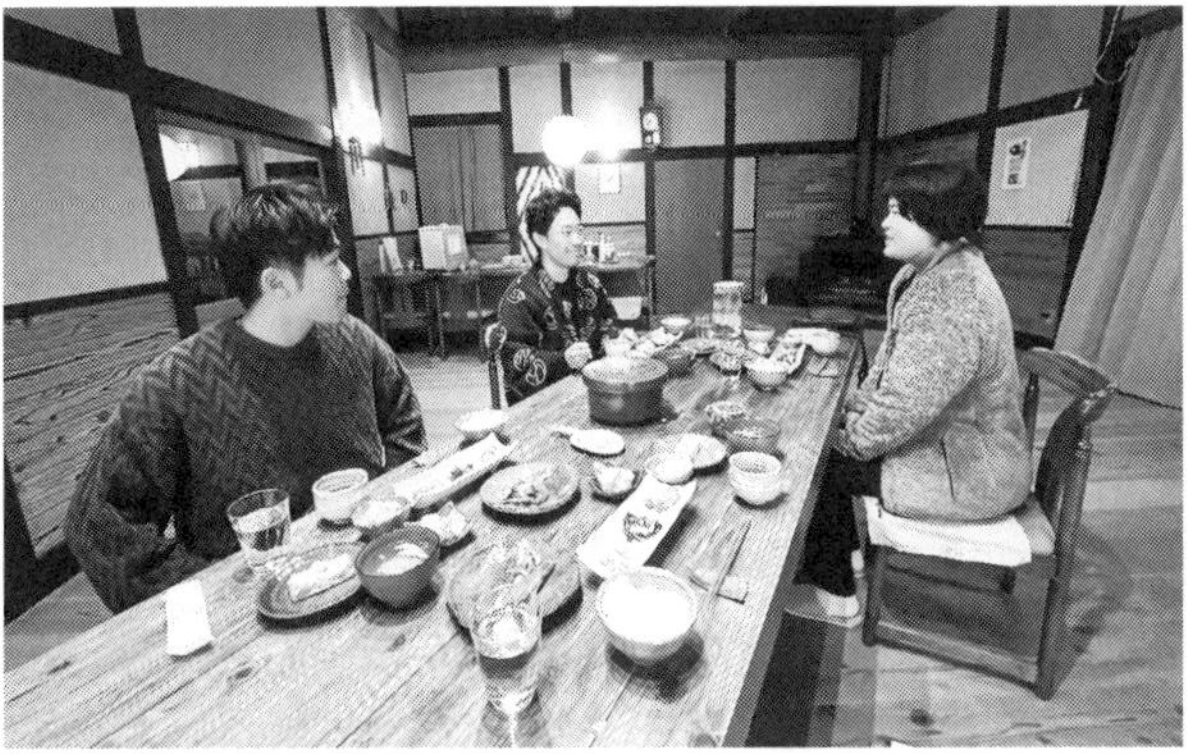

医療の実地研修だけでなく、料理など郷土の文化に親しむこともワーケーション研修の目的の一つ

コロナ禍をきっかけにワーケーションという言葉が注目を集めました。「ワーク」と「バケーション」を掛け合わせた造語で、旅先やリゾートなど、オフィスから離れた場所で休暇を楽しみながら働くスタイルがワーケーションです。個人的な意見ですが、私はワーケーションとへき地医療は極めて相性が良いと考えています。

西日本のなかでも中国地方や四国地方は特に歯科医師が不足しており、なかでも広島は山も島もあるので、全国的に見ても歯科医師がいない地域が極めて多いのが現状です。しかも、時間が経てば地域に歯科医師が増えるようなことは期待できません。

へき地医療といえば、これまでは体力のある基幹医療機関が歯科医師を派遣するほか、へき地医療に興味があり地方で働きたいという希望があったりする歯科医師を募集する形で運営されてきました。しかし、そのような歯科医師は圧倒的に少数派です。

私は若い歯科医師が都市部を好むのは、ある意味で仕方がないと思います。今はオンラインで勉強会などにも参加できるようになりましたが、そうはいっても都市部のほうが暮らすにも便利ですし、人や情報、モノが豊富で選択肢が広がります。その一方で、都市部だけが良いかといえばそのようなことはありません。地方には地方なりの魅力がありますし、都市部では経験できないようなことも経験できるからです。

これに対してへき地の行政などと都市部の歯科医師が連携して、一定期間、歯科医師がへき地の歯科診療に従事しつつ、余暇は存分に地域の自然や観光を楽しむといった働き方だってあってもよいと思います。長期間行きっぱなしというのではなく、1週間のうち数日はへき地で働き、残りの数日は自然に囲まれた地域で家族と過ごすのも良いアイデアです。

これによって、いくつものメリットが考えられます。歯科医師自身はプライベートや家族との時間を大切にしながら仕事を続けることができますし、歯科医師がいない地域にとっては地域で歯科医療を受ける機会を得られることになります。地域の高齢者が歯科医療を受ける機会を得ると、国全体の医療費削減にもつながります。3カ月に1度など定期的に口腔メンテナンスを受けている高齢者は、医療費が年間で約30万円減少するという厚生労働省の調査結果もあるからです。

へき地医療は日本の医療の将来図

ワーケーションでへき地医療を経験することは、歯科医師自身のスキル向上にも貢献します。なぜならへき地ではほかの地域よりも高齢化が早く進んでいますが、それはやがて日本中あちこちで起こる現象を先取りしていることにほかならないからです。

3人に1人が高齢者になる時代は、皆で手を取り合って協力し合わなければ、さまざまな社会的インフラが立ちゆかなくなります。そのときにどうすればよいのか、へき地医療はまさにこの問題に対するヒントを与えてくれる場所だと考えているのです。

この試みは歯科医師がまったくいない地域だけが対象ではありません。少ないマンパワーで孤軍奮闘しながら、ぎりぎりのところでへき地医療を支えている歯科医師をサポートするにも有効だと考えています。

実はへき地医療は都市部の医療よりも難しいケースが少なくありません。高齢の患者が多いということは、その分全身的合併症をもつ患者が多いということにもつながります。その結果、歯科の治療をするにしてもより全身的な知識が必要になることが多いのです。この点は、若い患者が多く口腔内の不調だけを診ていればよい、都市部の歯科医療との違いととらえることもできます。

また、歯科医療は急性期と慢性期があり、自身での口腔ケアができる人であれば慢性期医療の対応は数カ月に1度程度でよく、あとは定期的に口腔ケア歯科衛生士または歯科医師による口腔衛生管理ができれば問題がないことが大半です。

へき地では、全身的合併症などをもつ高齢の患者が数少ない歯科診療所に集まるため、患者が集中し過ぎる歯科診療所の歯科医師や職員が疲弊して、閉院してしまうことがあります。ならば、ワーケーションという形で短期間でもローテーションしながら都市部から行く歯科医師が支援し、地域の歯科医師と連携して地域医療を行うことができれば、地域の医療職の負担を大きく軽減できます。それによって閉院する時期を先に延ばすことができれば、地域に歯科医療機関がなくなってしまう状況を避けられる可能性も広がるのです。このようなやり方は、へき地に長期間歯科医師を派遣し続けるよりも、はるかに現実的で実行可能だと私は考えています。

都市部に住んでいるとあまり実感がわかないかもしれませんが、今、離島や山間部などではあちこちで社会インフラが機能しなくなり始めています。運転手が不足していて、バスもタクシーも十分に機能しないということが現実に起きているのです。こうした状況は、もちろん医療も例外ではありません。人口減少社会でいかにして持続可能な医療を提供するかを考えたとき、あらゆる角度から知恵を出し合わなければならないのだと痛感しています。

課題先進地域、島根県邑南町《おおなん》における挑戦

ここで紹介した取り組みは、ワークライフインテグレーションという考え方の具体例でもあります。ワークライフインテグレーションとは、仕事とプライベートを統合すると

いう意味をもつ言葉です。従来であれば、仕事とプライベートの境目をあいまいにすることは、公私混同につながるとされてあまり良いこととはとらえられていませんでした。しかし、今やこの考えは過去のものとなりつつあります。少ない労働人口で、ワークライフバランスを考えながら仕事を継続していくことを考えたときに、仕事と生活を調和させるワークライフインテグレーションが重要視されてきているのです。私たちはすでにワークライフインテグレーションへの挑戦も始めています。その挑戦の一つが、島根県邑南町での取り組みです。邑南町はすでに高齢化率が45・4％に上り、我が国の高齢化率の平均を大きく上回っています。つまり、邑南町は日本の未来図ともいえるのです。このような日本の課題先進地域とも呼べる邑南町で、歯科医療に従事する専門職は何ができるか、地元の歯科医師や行政と協力しながら若手歯科医師たちとともに模索しています。

この地域は、高齢化で歯科医療のニーズが高い患者が多いのに対して地域に医療資源が乏しく、まさしく歯科受診困難地域です。地域での話し合いから見えてきた課題は、人口に対して歯科診療所が少なく、外来診療で手いっぱいで訪問診療まで行えないこと、移動手段がない住民は歯科医療にアクセスできないこと、障がい者や高齢者施設では治療を必

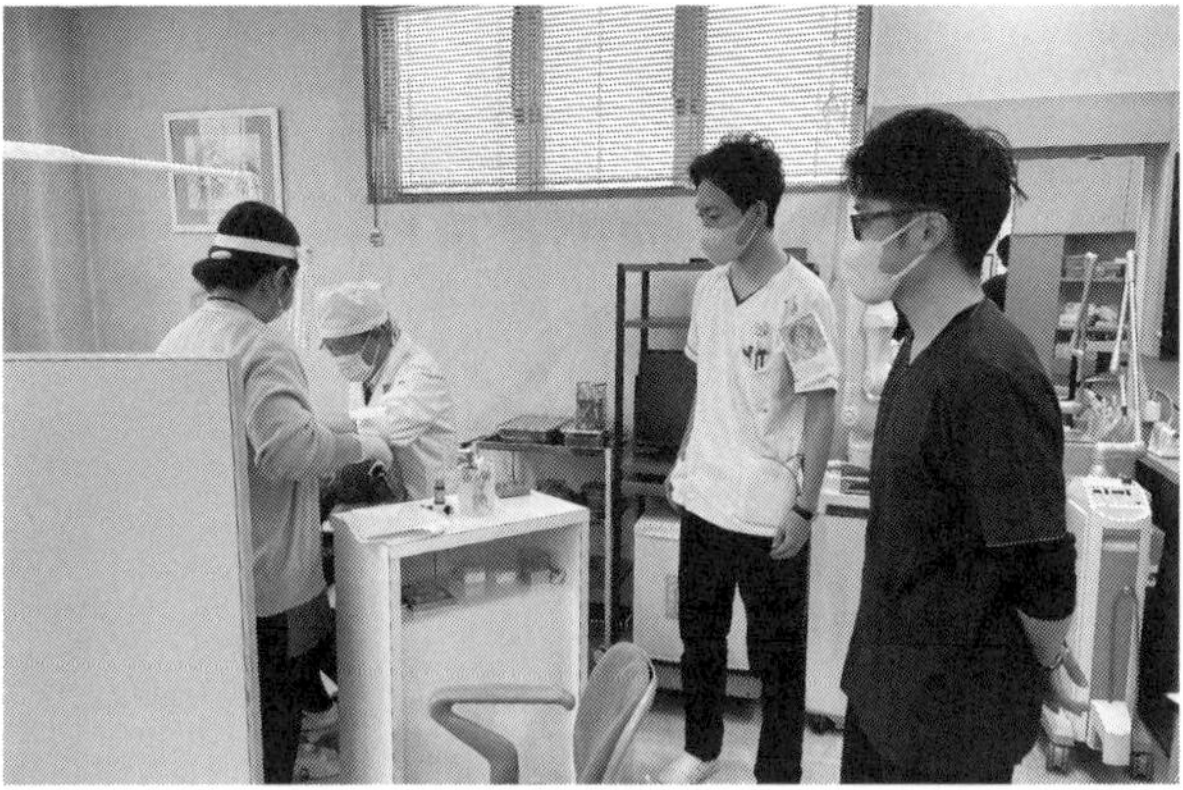

邑南町の歯科診療所を見学する若手歯科医師たち

要とする多くの患者が歯科医療につながっていないことなど多岐にわたっていました。これらの問題は、近い将来日本中のあちこちで起こり得る問題です。

これらの課題に対して私たちは、ワークライフインテグレーションを取り入れながら、地域の歯科医療を担う試みに取り組んでいます。家族や友人、仲間と休日は田舎で存分に遊び、残りの時間は歯科受診困難地域で診療に従事するのです。こうした地域で私たちができることは無限にあります。例えば地域で奮闘する歯科医療機関と連携して訪問診療をしたり、3カ月ごとに1週間程度など、専門医を含めた医療チームが町を訪問して治療したりすることもできます。あるいは障がい者や高齢者施設での歯科検診や職員に対する口腔ケアの勉強会の開催も可能です。さらにはワーケーションを楽しみながら地域の問題解決に取り組む姿勢を地域の小中高生たちへ伝えることで、長い目で見れば医療人材の育成にもつながるかもしれません。

同時に、これらは邑南町にも多くのメリットをもたらします。住民の健康増進をはじめとして、定期的な口腔ケアはフレイル予防や介護予防、誤嚥性肺炎の予防などにつながって、医療費・介護費の削減効果が期待できます。さらには歯科医療人材がチームで地方にいくことで、地域経済の活性化に貢献します。また必要なときに医療へかかれる安心感は、地域住民の定住を促します。

また、医療者側から見れば、余暇を楽しみながら診療に従事できるだけではなく、来るべき日本の未来を先んじて若手の歯科医師に経験させるという大きなメリットもあります。このように歯科医療チームにとっても地方にとってもメリットが大きいワーケーションは、歯科医療資源が減っていくなかで大きな可能性を秘めているのです。

職場を一つのコミュニティとしてとらえる考え方

ワークライフインテグレーションを考えたとき、生活のなかに職場があると考えたり、職場を一つのコミュニティとしてとらえたりすることも重要だと私は考えています。私の診療所には女性の職員が多くいて、彼女たちはロッカールームでの身支度や休憩時間のおしゃべりで地域情報を交換したり、子育ての悩みを話し合ったりなど、さまざまなコミュニケーションを取っています。職場に通っていなければ彼女たちはこのように情報交換をしたり、悩みを話し合ったりする機会を多くは得られなかったかもしれません。

今、かつては地域のセーフティーネットとして機能していた自治会や町内会が、どんどんその機能を果たすことができなくなってきています。専業主婦がいた頃は彼女たちが地域を中心にコミュニティを作って、自治会の仕事もこなし、男性は職場で別のコミュニティを作っていました。

しかし今は多くの女性が働きに出ていて、日中地域には高齢者しかいません。それにもかかわらずむりやりに自治会を今までどおりに機能させようとすれば、当然のことながら

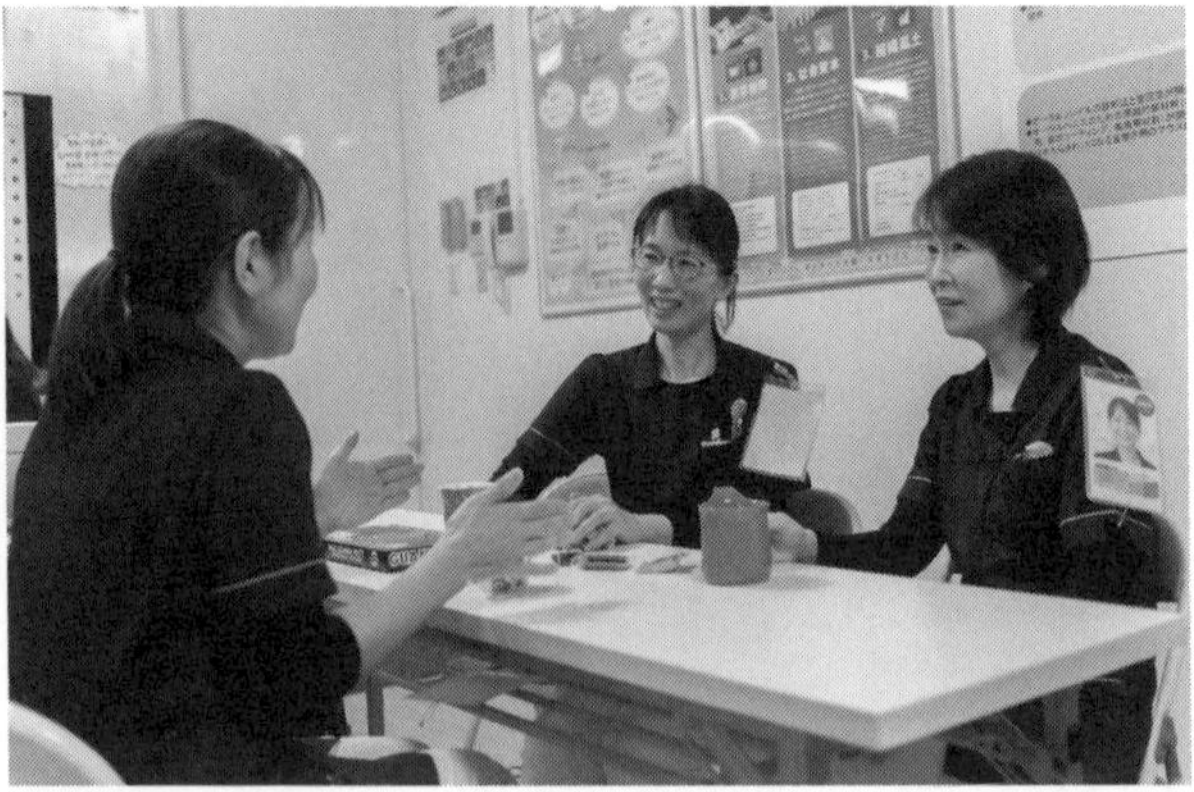

著者の医院では職場をコミュニティとしてとらえる考え方を大切にしている

ひずみが生まれます。ならば、自治会のような機能が職場へ移行してもよいのではないかと私は考えています。それによって、自治会が担っていたセーフティーネットの一部を職場が担うようになるからです。

もちろん、仕事とプライベートをしっかり分けたい人もいると思います。それはそれで尊重すべきです。その一方で、職場をコミュニティとしてとらえることで、女性が仕事を継続しやすくなる面もあると思います。女性はどうしても妊娠や出産、子育て、介護などで一時期職場を離れなければならないことが出てきます。そのようなとき、職場が単に仕事をするだけの場所であれば、妊娠や出産などのライフイベントで仕事ができなくなったら職場とのつながりも断たれてしまいます。しかし、職場をコミュニティとしてとらえたら、ライフイベントで一時的に離れることがあっても再び戻ってくることも容易になるはずです。

私がなぜこのような発想に至ったかというと、多様な働き方を推進しようとしたときの女性職員の反応を見たからです。今でこそ私の診療所では、誰一人同じ働き方をしている人はいないのではないかというほど多様な働き方がありますが、最初からこうだったわけではありません。最初は皆、同じような勤務体系で働いていたのです。

皆が同じ働き方をするなかで、育休から復帰した職員が安心して働けるようにと託児所も用意し、時短制度も整えたうえで復帰の面接をしたときのことです。時短制度などを説明して、通常よりも早く帰れることを伝えると、その職員は「自分だけが特別は嫌だ、居心地が悪くなる」と難色を示したのです。いくら時短制度があるからといって、皆が忙しそうにしている時間帯に自分だけとっとと帰るのはやりにくいというのでした。

この答えに私は驚きました。この職員が、周囲との調和をとても大切にしていることを知ったからです。しかも、この職員のあとも複数の職員が同様のことを私に言ってきました。このように周囲との調和を大切にすることは、男性でももちろんありますが、特に女性に多いように感じています。

ならば、結婚しても出産しても、仕事から一時離れてもそうでなくても、それぞれの人を受け入れて皆で支え合いながら過ごせる、コミュニティのような職場であればよいのではないかと思うようになりました。頭の半分では仕事のことを考えながらも、残り半分では家のことを考えている。それこそが仕事と生活を調和させる、これからの働き方なのではないかと思っているのです。

セカンドキャリアに最適な歯科衛生士

2040年問題を乗り越えるために今から私がぜひとも取り組みたいことに歯科衛生士の養成があります。歯科医師の不足も問題ですが、今、歯科衛生士の不足が極めて深刻な問題になっているからです。歯科衛生士は歯科診療や口腔衛生管理には欠かせない専門職です。国家資格であり、一度合格すれば全国どこでも働けるため、本来ならば女性の仕事としてもっと注目されてもよい仕事だと思っています。しかし、医療の専門職というと看護師や薬剤師のほうが一般的には知られていて、歯科衛生士の注目度はあまり高くないようです。

実は歯科衛生士は女性のセカンドキャリアとしても実に大きな意味をもっています。今、人生100年時代に、1人の女性が複数のキャリアを経験することも有効であると考えられるようになっています。そうしたときに女性のセカンドキャリアとして歯科衛生士は極めて有効といえるのです。

なぜなら、少しずつ改善しているとはいえ女性の就業率は長らくM字カーブを描いており、妊娠や子育てで仕事を中断する時期があることが知られています。そして妊娠・出産前はどれほど専門的な仕事をしていたとしても、一度仕事を離れると再就職するときには、必ずしも自身の専門性や資格を活かした仕事ができていないのが現状です。

このようなときに、セカンドキャリアとして再び学校へ通い、歯科衛生士を目指す人がいてもおかしくはないと私は考えています。医療分野の国家資格としては看護師などもありますが、看護師は夜勤のある仕事ですから負担もそれなりに大きいといえます。これに対して歯科衛生士は、同じく国家資格でありながら夜勤などはないのでその分負担は小さいのです。

もちろん学費は必要になりますが、人手不足から歯科衛生士の給与は増加傾向にあるため、働き出せばすぐに学費を払った分は給与を得ることができるはずです。また、一度資格を取得すれば年齢も関係なく働くことが可能です。このように考えると、女性が手に職をつけるために歯科衛生士は実は極めて有効な資格といえるのです。

歯科衛生士を養成することは、地域を支えている歯科医院を閉院させないためにも重要です。特に地方では、患者の歯科治療へのニーズは高いのに対して歯科医師が不足して、1人の歯科医師の負担が大きくなっています。しかし、どれほど不足しているとはいえ、歯科医師をすぐに増やすことはできません。1人の歯科医師が免許を取得するまでには6年間大学へ通い、さらに卒後臨床研修まで含めれば長い年月が必要になります。

これに対して歯科衛生士は、3年間で国家試験を受けることができます。そして歯科衛生士が増えれば、歯科医師の負担を大きく減らすことができるのです。治療に関しては歯科医師にしかできませんが、口腔衛生管理や予防歯科などについては、国家資格を取得してしばらくすれば、歯科衛生士が1人でも問題なく対応できるようになるからです。こうして考えていくと、限られた歯科医師のマンパワーを最大限に発揮してもらうためにも、歯科衛生士をより多く養成することは極めて重要だと思えます。

歯科衛生士の養成でメタボリックドミノを止める

1人でも多くの歯科衛生士を養成することは、医療費の削減にも大きな効果が期待できます。さまざまな病気や生活習慣の連鎖によって、最終的には重い病気につながる構図はメタボリックドミノと呼ばれます。これは、上流には運動不足や食べ過ぎ、飲み過ぎなどの生活習慣の乱れがあります。生活習慣が乱れると肥満や高血圧、高血糖、脂質異常などの危険因子が現れ始めて、メタボリックシンドロームにつながります。

そして危険因子が増えることで、心臓に十分に血流が行き渡らないことで起こる虚血性心疾患など動脈硬化に関連する病気を発症します。動脈硬化が進行すると、やがては脳卒中や心不全などの命に関わる重篤な病気も招きます。これらの病気の進行は、まるでドミノ倒しのように最初の1枚、つまり生活習慣が乱れると、次々に次の危険因子が倒れていき、やがては重篤な病気を引き起こすとされているのです。

このメタボリックドミノの最上流にあるのは生活習慣でそのすぐ下流に虫歯や歯周病が

あるという考え方も出てきています。なぜなら虫歯や歯周病を患っている人は、生活習慣に何らかの問題があるため虫歯などになっていると考えられるからです。そのため、虫歯や歯周病で歯科を受診した時点で生活習慣を改善に導くことで、その後の重大な病気を防いで本人も健康を享受し、日本全体でも医療費を抑制することが期待できるとされているのです。

ここに関われるのがまさに歯科衛生士です。歯科衛生士が口腔衛生管理や歯磨き指導などにあたることによって虫歯や歯周病を予防ができれば、メタボリックドミノの最上流で病気を食い止めることができます。さらには管理栄養士などと連携することで、必要な人には食事指導などを行い、虫歯や歯周病だけではなく肥満や高血圧、高血糖なども予防することができるはずです。

今、医療を支える看護師が不足しているという話や、要介護の高齢者が増えるのに対して彼らを支える介護職が圧倒的に足りていないという話題が連日のように報道されています。2040年に向かって高齢者がますます増えるなか、それを支える社会基盤は整っていないのが現状です。

ならば発想を変えて、いかにして病気の患者や要介護の高齢者を増やさないかを考えることも必要です。そのときに、病気の上流にある虫歯や歯周病を防ぐことは、患者や要介護の高齢者を増やさないためにも極めて意味があります。だからこそ、衛生管理や予防歯科のプロフェッショナルである歯科衛生士を1人でも多く養成することは国全体の利益にもつながるのです。

すべては2040年を乗り越えて、どのように超高齢社会で皆が健康で幸せに過ごせるかを考えた結果です。そして、これらのアイデアの中心になるのは、地域支援型多機能歯科診療所をハブとした医科歯科連携、病診連携、診診連携による地域連携の輪です。地域支援型多機能歯科診療所ができることで活用できる医療資源が増えて、地域の歯科医院の歯科医師たちが働きやすくなれば、来るべき2040年を乗り越える大きな希望になるはずです。このように信じているからこそ、私たちの考えや取り組みに共感し、地域に地域支援型多機能歯科診療所がもっと増えてほしいと私は願っています。

おわりに

2023年末、タクシーやバスの運転手など、社会インフラに関わる人材不足が社会問題になっているというニュースを聞く機会が、以前より明らかに増えたと実感しました。そして私は、この問題は歯科医院にとっても、決して対岸の火事ではないと考えています。

一時期はコンビニよりも歯科医院のほうが多いと揶揄《やゆ》されたものですが、言い換えればこれは、いつでも誰でも気軽にアクセスできるということでもありました。しかし当たり前だったこの状況は大きく変化しており、2040年問題に伴う歯科医師不足や地域の歯科医療格差などが、今後社会問題になることは十分にあり得ると考えています。

そこで、これらの問題に対する一つの解決策として、地域支援型多機能歯科診療所という新しい診療所のあり方を少しでも多くの人に知ってほしいと考え、本書を執筆するに至りました。

今からさかのぼること四半世紀近く前の1999年、私たちの診療所は広島県安芸郡海田町で産声を上げました。診察台は3台、スタッフ4人でのスタートでした。そこから地域で自分たちが果たすべき役割を探し続け、気づけば今や診察台は22台に増え、スタッフ数は130人超を数えるようになりました。

この間、保育士による託児やISO9001の取得、厚生労働省指定臨床研修施設への登録、全身麻酔による治療や障がい者の診療などさまざまなことに取り組んできたと感じています。これらはすべて、何も珍しいことをしようと思って取り組んだわけではありません。そうではなく、地域に必要とされていることは何かを考えた結果、どれも地域で必要と思って取り入れてきたことばかりです。

女性職員の多様な働き方も、働きたいのに家庭の事情などで仕事を辞めざるを得ない職員をなんとかしたいという思いで工夫した結果、勤務時間や場所などがフレキシブルな現在の体制ができ上がっていきました。

こうして一つひとつ必要なことを考えて、それを着実に実行していった結果、奇しくも日本歯科医学会などが構想を練っている、地域支援型多機能歯科診療所の一つとして取り上げられることになったのです。これはとてもありがたいことですし、これまでやってきた取り組みが間違ってはいなかったのだと、職員全員が勇気づけられることにもなりました。

一方で、不安も残ります。それは、果たして地域支援型多機能歯科診療所というものが、誤解なく多くの人に受け入れてもらえるかどうかということです。どのようなものであれ、それまでにない新しいものが導入されるときは、大なり小なり軋轢《あつれき》が生まれます。ましてや地域支援型多機能歯科診療所は規模が大きいため、脅威ととらえる地域の歯科医師もいるかもしれません。

地域の歯科医院と地域支援型多機能歯科診療所は、たとえるならば警察署と交番のような関係です。地域に一つ大きな警察署があるからといって、あちこちに点在する交番や駐在所が要らないと考える人はいないからです。各地に交番や駐在所があるからこそ、地域の安全が保たれていることを誰もが理解しているはずなのです。

地域の歯科医院と地域支援型多機能歯科診療所もこれと同様です。町に複数の歯科医院があるからこそ住民の口の健康が守れるのであって、地域支援型多機能歯科診療所だけですべての患者の対応など、最初からできるはずもないのです。

地域の歯科医師には、地域支援型多機能歯科診療所を上手に使ってください、と伝えたいと思っています。そして、国難ともいえる超高齢社会を皆で乗り越えましょう、とも伝えたいと願っています。なぜなら歯科医院同士が手を取り合うことでしか、日本人の口の健康を守ることなど決してできないからです。

この本が日本の歯科医療の未来について考えるきっかけとなれば、著者としてこれ以上うれしいことはありません。

最後に、住友雅人先生（日本歯科医学会会長）、伊東隆利先生（医療法人伊東会会長）、栂安秀樹先生（医療法人社団秀和会　つがやす歯科医院　名誉院長）の3人の先生に感謝を申し上げて筆をおきたいと思います。

岡本佳明（おかもと よしあき）

医療法人社団湧泉会　ひまわり歯科　理事長・院長

福岡歯科大学卒業後、熊本での勤務医経験を経て、1999年、出身地である広島県安芸郡海田町にユニット3台で開業。2010年に現在のクリニックに移転。人口減少や高齢化が進む地方都市にあり、また歯科医師や歯科衛生士の医療スタッフの確保でも不利な状況のなか、「女性のライフスタイルを踏まえた職場環境づくり」と「地域貢献やコミュニティ化」をキーワードに、これからの歯科医院経営のモデルの一つとなる、先進的な取り組みを実践している。2016年11月、「障がい者歯科エリア」「小児矯正エリア」をつくるために増築。現在ユニット22台、スタッフ数約130人という多職種の働く歯科医院を運営している。そのほか、書籍の共著や各種勉強会の講師など幅広く活躍している。

本書についての
ご意見・ご感想
はコチラ

ひまわり歯科に
ついて詳しくは
コチラ

超高齢社会の日本を支える

地域支援型多機能歯科診療所

二〇二四年三月二一日　第一刷発行

著　者　岡本佳明
発行人　久保田貴幸
発行元　株式会社　幻冬舎メディアコンサルティング
〒一五一-〇〇五一　東京都渋谷区千駄ヶ谷四-九-七
電話　〇三-五四一一-六四四〇（編集）
発売元　株式会社　幻冬舎
〒一五一-〇〇五一　東京都渋谷区千駄ヶ谷四-九-七
電話　〇三-五四一一-六二二二（営業）
印刷・製本　中央精版印刷株式会社
装　丁　弓田和則

検印廃止

Printed in Japan　ISBN 978-4-344-94763-4　C0047
幻冬舎メディアコンサルティングHP　https://www.gentosha-mc.com/